MÉMOIRE

SUR LES

AFFECTIONS CÉRÉBRALES

ET LES MALADIES QUI LES SIMULENT

PAR

M. le Dr Henry DUMONT

Ancien interne lauréat, 1er prix : Médaille d'argent des hôpitaux civils,
Ex-Chef de clinique de la Faculté de médecine de Paris,

D'APRÈS LES OBSERVATIONS ET LES LEÇONS RECUEILLIES

Pendant les années 1860-1861,

DANS LE SERVICE DE

M. le Professeur BOUILLAUD

Professeur de clinique médicale à la Faculté de médecine de Paris,
Président de l'Académie impériale de médecine,
Officier de la Légion d'honneur,

COULOMMIERS

IMPRIMERIE DE A. MOUSSIN

1862

A LA MÉMOIRE DE MA GRAND'MÈRE

A MON GRAND PÈRE, LE DOCTEUR SAUTREAU

A MES FRÈRES ET SŒUR

A MES MEILLEURS AMIS :

M. ET Mme GEOFFROY

M. LE DOCTEUR V. RACLE
Médecin de l'hôpital des Enfants.

M. ET Mme MOUSSIN

Mme ET M. SERRET
Avocat à la Cour impériale.

A M. LE PROFESSEUR BOUILLAUD.

CHAPITRE PREMIER

De l'anatomie pathologique dans les maladies cérébrales.

S'il est vrai que les observations doivent se peser et se compter *perpendendæ sed etiam munerandæ*, c'est surtout quand il s'agit de l'étude si délicate du cerveau dont les lésions les plus fines et cependant les plus graves échappent même aux yeux les mieux exercés.

C'est que le cerveau ne s'offre pas comme de lui-même à notre étude. Profondément caché sous ses enveloppes il défie les explorations les mieux dirigées.

L'anatomie pathologique du cerveau est aussi délicate et fine que la symptomatologie des affections de cet organe est obscure.

L'examen du cerveau exige des précautions sans nombre qui sont indispensables pour la saine appréciation des lésions et des produits pathologiques.

Pour ouvrir le crâne, les moyens employés méritent quelques critiques.

Ceux qui font usage de la scie, dit M. le Professeur Bouillaud, s'exposent, à moins de précautions fastidieuses et inutiles, hors les cas de médecine légale, à entamer la dure mère et le cerveau vers la région temporal et au niveau des sinus frontaux.

Bichat recommandait l'usage du marteau à large surface. M. Bouillaud préfère le bord de nos marteaux actuels qui brisent, suivant une ligne assez mince et concilient le besoin de conserver le cerveau intact et celui de ménager les forces de l'opérateur.

Les premiers coups de marteau devront être portés vers la partie postérieure, parce que la marche opposée expose à frapper à faux quand l'occipital reste le dernier à briser; son isolement des autres os brisés l'expose à une mobilité qui lui permet de se déplacer ou de fuir sous les coups.

Chez les sujets très-jeunes, M. Bouillaud préfère couper les os avec de forts ciseaux. Les os ne sauraient, grâce à leur souplesse accepter utilement à cet usage les coups du marteau ni le tranchant de la scie.

La dure mère est quelquefois si adhérente qu'elle s'oppose invinciblement à toutes les tentatives pour enlever la calotte cranienne, M. Bouillaud l'incise alors circulairement, et commence par l'incision de la faux près de l'apophyse crista galli et termine par celle de la zone qui s'inserre à la tente du cervelet.

Lorsque dans l'examen cadavérique d'un sujet qui a succombé à une maladie encéphalique, on trouve, après l'ablation de la voûte cranienne, la dure mère flasque et ridée, comme si elle était trop large pour l'hémisphère qu'elle recouvre, il y a lieu de présumer qu'il a existé entre elle et le cerveau un épanchement de sérosité qui s'est échappé par quelqu'ouverture faite à l'enveloppe fibreuse ou qui a coulé dans le canal rachidien. Il est facile du reste, de s'assurer du fait, soit par un examen minutieux de la membrane, soit pour la seconde hypothèse par le retour du liquide vers le cerveau lorsqu'on place le cadavre dans la position inclinée.

Quand la dure mère est tendue et appliquée sur le cerveau, on devra s'attendre à trouver un épanchement dans le cerveau ou dans la ventricule. Nous avons constaté cette tension de la dure mère chez un malade (n° 10, de la salle Saint-Jean de Dieu), qui a succombé à une hémorrhagie cérébrale du volume d'un petit œuf. Elle siégeait dans les corps mous et les couches optiques du côté gauche; la paralysie existait dans tout le côté droit. Ajoutons incidemment que la mort a été causée par un érysipèle de forme gangréneuse consécutif à la saignée nécessitée par l'apoplexie.

Nos salles ont été, en 1860 et 1861, continuellement visitées par des érysipèles développés pour les moindres plaies accidentelles pathologiques ou thérapeutiques.

Bien souvent des symptômes de meningite aiguë pendant la vie correspondent à des lésions des meninges à peine visibles.. Dans ces cas, M. Bouillaud, avec le plus grand soin sépare les meninges et on peut voir alors une sorte d'enduit excessivement mince, comme glutineux, étendu en forme de membrane à la surface interne de l'arachnoïde parietale et sur la face externe de l'arachnoïde viscerale. Quand on éloigne ces deux feuillets de la sereuse intra crânienne, on voit des filaments très tenus qui s'allongent, puis se rompent pour s'appliquer de nouveau sur les points qu'ils recouvraient.

Ces produits sont tellement minces qu'ils cessent d'être visibles après la séparation des deux feuillets de la séreuse.

Mais le poli, l'aspect brillant de ces feuillets a disparu, ils sont ternes et comme tomenteux.

Vous avez pu voir ces particularités sur un malade (n° 7, de la salle St-Jean de Dieu) qui a succombé à une méningite tuberculeuse. — Le cerveau de ce malade offrait des lésions infiniment disproportionnées avec les symptômes ataxiques et comateux offerts pendant la vie. — Le cerveau dont il s'agit présentait, en outre, un produit pathologique commun à l'arachnoïde et à toutes les séreuses, de la sérosité plus ou moins abondante, lactescente trouble en quelques points et presque transparente dans d'autres.

Pour la séreuse arachnoïdienne, ce n'est pas seulement dans sa cavité que le liquide épanché se présente, c'est encore en dehors de la séreuse viscerale, dans les espaces sous arachnoïdiens, dans les espaces triangulaires qui séparent les circonvolutions ; dans le tissu cellulaire sous arachnoïdien. La sérosité sous arachnoïdienne perd sa fluidité normale, elle devient comme gelatinofirme.

Quelquefois c'est sous l'aspect d'une poussière fine que se déposent les produits plastiques, les seules manœuvres inattentives de l'autopsie les effacent par le frottement.

Nous avons vu l'arachnoïde épaissé, privée de sa transparence et de son apparence incolore, cet état s'est rencontré, avec ou sans liquide séreux infiltré de lymphe plastique. Dans le premier cas la teinte opaline de la membrane pouvait être imputable au liquide ; dans le second la nuance appartenait à la membrane et prouve qu'elle a été altérée par une inflammation subaigne ou chronique. Le lavage a permis le plus souvent de juger définitivement du siége de cette coloration.

La consistance de la séreuse encephalique était augmentée dans plus d'une de nos autopsies et surtout dans le cas déjà relaté, elle était plus résistante et s'enlevait par lambeaux assez larges et prolongés. La longueur des parcelles coïncidait avec leur épaisissement, leur blancheur et l'ancienneté de la lésion.

L'adhérence des meninges à la couche corticale du cerveau s'est présentée à nous principalement dans la meningite et l'encephalite. C'est encore une lésion qui échappe aisément et qui a bien souvent été méconnue ; c'est ainsi que des inflammations des couches superficielles des circonvolutions ont échappées à des observateurs sérieux. D'où le silence des observations nécroscopiques, d'où l'impossibilité de relier des troubles fonctionnels bien précis, comme l'embarras de la parole par exemple, à leur cause anatomique la lésion des lobes antérieurs du cerveau.

Nous parlerons bientôt d'un malade (n° 9, salle St-Jean de

Dieu), qui avait perdu complètement l'usage de la parole à l'exception de deux mots ou plutôt de deux assemblages de syllabes qu'il faisait entendre à toutes les questions qu'on lui adressait; chez ce malade M. Bouillaud a montré avec insistance que si l'on arrachait les méninges viscerales, elles entraîneraient avec elles, sous leur face profonde, les couches superficielles des circonvolutions supérieures des lobes antérieurs. Evidemment il s'agissait là d'une inflammation subaigue mais persistante. — C'était là qu'il fallait chercher la cause, le siége anatomique de la perte de la parole; et le phénomène étant connu, la maladie étant bien étudiée, on avait prédit et fait connaître à l'avance et le siége et la nature de la désorganisation cérébrale.

Au niveau de cette adhérence on trouvait le cerveau ramolli, une perte de substance y régnait dans une étendue proportionnée à la quantité de substance cérébrale qui demeurait adhérente à la pie-mère.

Une fois les meninges enlevées et le cerveau dépouillé avec tout le soin nécessaire, la substance cérébrale est examinée par M. le professeur Bouillaud, au moyen de tranches minces et superposées, maintenues dans leurs rapports anatomiques en respectant leurs continuités vers leur extrémité postérieure.

Grâce à la précaution qui a été prise de laisser le cerveau en place, il est permis de constater la quantité de sérosité que contiennent ces ventricules latéraux. Le cerveau une fois enlevé, cette quantité de liquide des ventricules supérieurs cesserait d'être appréciable, elle s'échapperait par le troisième ventricule, et de là par le quatrième. Lorsque le couteau arrive au niveau de l'extrémité antérieure du ventricule latéral, il faut prendre les plus grandes précautions pour respecter l'arachnoïde ventriculaire.

Cette précaution a été mise en pratique chez tous nos malades qui ont succombé avec un œdème cérébral consécutif à une congestion passive des centres nerveux (comme chez le n° 11 de la salle St-Jean de Dieu, rhumatisme articulaire, aigu, généralisé; endocardite consécutive, rétrécissement mitral le tout uni à une péricardite avec adhérences, hypertrophie). Ces soins minutieux ont été aussi attentivement observés chez nos malades atteints d'œdème du cerveau, de cause générale (le n° 25, dont nous parlerons, présentait cette hydropisie cérébrale avec anasarque, maladie de Bright, convulsions toniques, amaurose, tache jaune couvrant les deux papilles du nerf optique).

Mêmes lésions anatomiques chez le n° 17 de la même salle qui offrait de l'anasarque de l'œdème ventriculaire et sousarachnoïdes, et pendant la vie, de l'*albuminurie* et une somnolence comateuse, alors que malgré les soins les plus attentifs on n'a pu prévenir l'écoulement des liquides épanchés dans les ventricules.

L'amincissement, la largeur du *septum lucidum*, sa transparence qu'il faut attribuer à son élongation, sa résistance plus grande cependant qu'il faut rapporter à l'épaisissement des sereuses intra-ventriculaires, permettent de juger de la dilatation subie par les ventricules.

Enfin, seulement après toutes ces sollicitudes anatomiques il est loisible d'inciser la fente du cervelet, d'enlever cet organe et d'inciser enfin la moelle le plus bas possible ; voilà comment depuis 25 ans, M. le professeur Bouillaud fait sês examens des encéphales. Ce n'est qu'à la condition d'être prises avec ce soin que les observations méritent de faire nombre et de peser dans les relevés et les conclusions de la statistique sur la pathologie cérébrale.

Il ne faudrait pas croire cependant que tant de soins apportés à ces recherches anátomo-pathologiques conduisent les observateurs à la découverte de toutes les lésions du cerveau qui ont causé les symptômes constatés pendant la vie. L'inflammation la plus énergique par exemple déterminera la mort rapidement sans que les lésions soient perceptibles ; l'importance de l'organe rend compte de ces phénomènes formidables et mortels et du peu d'étendue des altérations qui les produisent. — Il y a plus, c'est que les symptômes auront été d'autant plus graves que les désordres matériels auront respecté davantage le cerveau et l'auront laissé dans un état plus voisin de sa structure normale. — Est-il besoin de développer cette autre vérité que l'ataxie, les désordres excessifs des sens, de la sensibilité générale, du mouvement, de l'intelligence enfin, devront permettre d'affirmer avant l'ouverture du crâne que les altérations inflammatoires, par exemple, diagnostiquées étaient arrivées seulement à la période de congestion inflammatoire que la mort peut effacer. — En sorte que la formule de toute autopsie cérébrale serait en général celle-ci : « *La lésion à chercher sera presque toujours, par sa gravité en raison inverse du désordre et de l'acuité des symptômes qui l'auront fait prévoir. Ou encore au signe + des symptômes correspondra le signe — des lésions.* (V. Racle.) Quand les désordres inflammatoires sont à leur maximum dans la substance cérébrale et arrivés jusqu'à la suppuration, l'organe a perdu sa puissance d'irritabilité; aussi le calme des symptômes, l'absence de toute ataxie et les phénomènes paralytiques, dont l'apparence est moins terrible, pour le vulgaire, que les phénomènes convulsifs, seront au contraire pour le médecin expérimenté, un signe certain de la destruction de la substance cérébrale.

N'espérons jamais juger le tableau anatomique par un seul symptôme ; les maladies cérébrales ne seront évidentes que pour l'observateur qui aura bien saisi la succession et l'ensemble des symptômes, le cachet qu'ils portent, leur périodicité régulière ou irrégulière, la lenteur ou la rapidité de la marche.

Ce n'est pas seulement aux altérations du cerveau que devront se borner les recherches en présence de sujets morts d'affections cérébrales ; ne perdons pas de vue l'influence qu'exercent sur les centres nerveux les maladies de l'appareil circulatoire et respiratoire. On ne doit pas oublier qu'il faudra chercher l'hypertrophie du cœur, le rétrécissement auriculo-ventriculaire gauche, et même aussi les coïncidences des affections des séreuses de l'économie, chez les malades qui ont succombé à l'inflammation de l'arachnoïde.

Nous voyons pour preuve de ces deux premières vérités un malade (n° 11, salle St-Jean de Dieu), atteint d'un rétrécissement mitral et un autre (n° 3, salle St-Jean de Dieu), qui a une insuffisance aortique, avec hypertrophie du cœur. — Ces deux malades à plusieurs reprises nous ont présenté le tableau symptômatique suivant :

Le premier accusait un matin une oppression extrême, *son front était* couvert de sueur, il était assis sur son lit, *son visage était violacé et turgide*, ses yeux *larmoyants* et comme poussés hors de l'orbite, son pouls était d'une irrégularité extrême, ses battements du cœur tumultueux ; la suffocation le condamnait à l'insomnie et pourtant il sommeillait malgré lui, disait-il, et au milieu des rêves les plus affreux. — Une saignée de deux palettes et tout rentrait dans l'ordre. — Plus tard un deuxième, un troisième accès surviennent après huit ou quinze jours d'intervalle. Ici la relation est bien évidente entre l'affection du cœur et les troubles de la circulation cérébrale. Il est donc bien vrai que les lésions cérébrales devront bien des fois conduire à l'examen des affections du cœur.

Un autre malade était atteint non plus de rétrécissement mitral mais de dilatation aortique avec insuffisance des valvules sigmoïdes. Son cœur volumineux battait avec force. Deux fois il s'est plaint D'UNE CEPHALALGIE INTOLÉRABLE, *ses artères battaient en même temps avec violence*, son pouls large et bondissant se dessinait sur toutes les artères visibles de la tête et du cou, et accusait sur tous les gros troncs le souffle entendu à la base du cœur. — Une saignée amène chaque fois un calme absolu surtout quand leur influence est soutenue par quelques purgatifs drastiques à dose progressive.

L'influence de l'affection hypertrophique du ventricule

gauche et de l'insuffisance des valvules, aussi bien que la dilatation aortique arrive encore à cette conclusion : étant donnée une affection des centres nerveux, ne jamais négliger la nécropsie du cœur.

Pour l'utilité de l'examen simultané des séreuses en général et de la séreuse arachnoïdienne, elle est évidente. M. le professeur Bouillaud avait depuis longtemps établi cette loi de la coïncidence du rhumatisme poly-articulaire, aigu, fébrile, généralisé, et des inflammations des autres séreuses. — Nous avons vu (comme au n° 8, de notre salle Ste-Madelaine), un rhumatisme articulaire fébrile généralisé, accompagné d'endocardite et de pleurésie, le tout guéri comme par enchantement par la formule des saignées coup sur coup, mais nous n'avons pas été assez heureux pour trouver dans nos salles les méningites signalées dans ces derniers temps et survenant à titre de complication, ou mieux, comme coïncidence du rhumatisme articulaire. Nous pensons depuis longtemps et persistons à penser que les symptômes méningitiques signalés par nos confrères, appartiennent souvent ou à cette ataxie sympathique amenée par une fièvre violente, ou plus malheureusement encore à l'emploi de médicaments toxiques, je viens accuser ici le sulfate de quinine employé à trop haute dose.

Aujourd'hui les *essentialités* s'en vont ce n'est pas nous qui les en empêcherons, il faut espérer que grâce aux progrès, à l'habilité croissante de nos recherches necroscopiques, personne pas plus que nous ne gardera d'illusion sur la rareté de ces troubles fonctionnels *sine materia*. Toutes ces abstractions d'autrefois se sont dissipées comme autant de nuages qui cachaient notre ignorance, anatomopathologique, elle disparait rapidement et malgré les aveugles qui nient les progrès de la médecine le règne du symptôme n'est plus de notre monde médical. Pour le combattre faisons appel à l'observation pathologique, aux ressoures que donne la thérapeutique, à l'*anatomie microscopique* ou faite à l'œil nu, aux expériences physiologiques (et n'en déplaise à la philantropie zelée), aux vivisections. On voit avec bonheur quelques-uns de nos maîtres nous montrer dans notre collège de France, le chemin des découvertes, et quelques-uns de nos confrères qui s'efforcent de marcher sur ces traces, l'avenir est à eux, je regrette de ne pouvoir leur donner dans le présent que l'honneur d'une félicitation, ce n'est pas dans nos mains qu'il faut chercher les autres recompenses.

Nous ne devons plus accorder qu'un succès d'estime à ces laborieux classificateurs qui se contentent de rassembler les matériaux que d'autres ont trouvés ; ce qu'il nous faut aujourd'hui ce n'est pas seulement la reconstruction comme une réparation partielle, un replatrage de l'édifice scientifique d'autrefois, il faut l'élever tout entier sur des bases nouvelles; n'espérons jamais imprimer aux sciences un grand accroissement en *superposant*, et *en greffant* pour ainsi dire les connaissances nouvelles sur les anciennes, *frustra ex saperinductione et insitione* comme disait l'illustre Bacon.

Mais pour édifier notre belle médecine sur des bases solides, ce n'est pas à la fantaisie, à l'imagination, à l'ontologie, qu'il faut demander des matériaux, *c'est avec des faits pathologiques solidement appuyés sur des lésions anatomiques*. Malheur à la médecine si elle repoussait jamais cette étroite union qui doit allier la physiologie et la pathologie, la symptomologie et l'anatomie pathologique. Rappelons-nous qu'il n'y a pas de symptômes sans organes altérés! autant vaudrait admettre des fonctions sans organes réguliers, des phénomènes sans corps.

La pathologie cérébrale laisse bien des lacunes, elle ne suit pas les progrès rapides des autres parties de la pathologie, parce que l'anatomie et surtout la physiologie du cerveau et ses dépendances sont encore couvertes d'un voile épais.

Quelques médecins qui ont le plus contribué aux progrès de l'anatomie, de la physiologie et de la pathologie du système nerveux, ont pensé à tort que c'était dans les symptômes ou dans les altérations anatomiques qu'il fallait chercher les bases d'une cassification et d'une nomenclature rationnelles. C'est dans la nature intime, dans la physiologie des maladies qu'on la doit chercher. Il est vrai que dans quelques cas la nature des maladies cérébrales est fort peu connue, mais on peut toujours, dans une nosographie prudente adopter une expression qui ne donne pas une idée incomplète ou fausse de la maladie comme on le fait en désignant sous le nom de *Ramollissement*, l'inflammation. Cette dénomination indique seulement une des circonstances anatomiques de la maladie. lesquelles varient suivant les périodes et les terminaisons de l'affection cérébrale. — Il faudrait donc pour la désigner d'après ces caractères, lui affecter autant de noms différents qu'il y a de différences dans les altérations anatomiques. Un pareil système dénominatoire n'est-il pas infiniment vicieux.

L'inflammation du cerveau considérée dans toutes ses périodes, dans toutes ses terminaisons produit, tantôt une simple injection avec rougeur, tuméfaction et légère induration de la substance cérébrale, tantôt un *ramollissement*, quelquefois un abcès simple, ou enkysté; d'autres fois, une induration albumineuse, caseuse, steatomateuse du cerveau. — Pourquoi au lieu du mot *ramollissement* ne prendrait-on pas pour désigner la maladie les noms d'*endurcissement*, de congestion, d'abcès? Mais autant vaudrait désigner la maladie par le nom des principaux symptômes, *convulsions*, paralysie, apoplexie, ainsi que faisaient les anciens. En effet les altérations anatomiques ne sont pas plus fixes que les altérations fonctionnelles. — Au milieu de ces métamorphoses que subissent les symptômes et les lésions anatomiques, un seul caractère demeure le même, c'est la nature phlegmasique de la maladie.

CHAPITRE II

Plusieurs cas remarquables de maladies cérébrales. — Commentaires sur les particularités qu'elles ont présentées.

Depuis bien longtemps, les enseignements et les publications de M. le professeur Bouillaud se sont efforcés de mettre en lumière des observations et des vérités pathologiques appartenant à la pathologie cérébrale. Les recherches entreprises par ce savant observateur, il y a longtemps déjà, soit sur les animaux vivants, soit sur le cadavre, ont eu pour résultat la mise en lumière de quelques vérités, dont plusieurs ont été élevées à la hauteur d'une loi pathologique. Ces travaux sont venus ajouter quelques éléments nouveaux à l'édifice commencé par les éminents écrivains dont le nom est inséparable aujourd'hui de l'étude des affections cérébrales, Morgagni-Andral, Gall, Spurzheim, Calmeil, Tiedeman, Abercrombie, Georget, Magendie, Lallemand, Foville, Serres, Rostau, Baillarger, Pinel, Grandchamp et bien d'autres.

Grâce à ces travaux, des acquisitions sérieuses ont été réalisées au profit de la science. C'est ainsi que personne ne saurait mettre en doute l'irrévocable valeur de cette loi scientifique établissant la coïncidence des troubles fonctionnels du côté droit du corps, avec une lésion des centres nerveux dans l'émisphère cérébral opposé, et spécialement avec une lésion du corps strié et des couches optiques. De même, chacun admettra aujourd'hui une lésion des hémisphères cérébelleux en observant un trouble dans l'équilibration des mouvements. M. Bouillaud admet, et plus d'un auteur avec lui, la coïncidence de la perte de la parole, et des lésions portant sur les lobes antérieures du cerveau.

Les maladies cérébrales sont plus que jamais en ce moment

à l'ordre du jour. On se presse en foule autour de nos sociétés savantes dans l'espoir, quelquefois déçu, d'y puiser de nouvelles lumières.

Une bonne fortune ayant semé cette année, dans les salles de M. le professeur Bouillaud, à la Charité, presque tous les exemples, tous les types des affections cérébrales. Je vais saisir cette occasion de les signaler rapidement.

C'est d'abord un homme de 65 ans, couché au numéro 9 de la salle Saint-Jean de Dieu, Charité ; frappé d'une hémorrhagie cérébrale avec hémiplégie à *droite, et perte absolue de la parole ;* il n'a conservé de souvenirs d'une instruction suffisante que deux mots inconnus, inintelligibles pour lui comme pour nous, *licolas, licoli,* c'est le dernier vestige d'une fonction éteinte ; s'il était pressé de questions, pour toute réponse, il ne trouvait qu'un juron qui trahissait son désespoir.

Nous avons étudié les lésions cadavériques offertes par ce pauvre malade : l'extrémité antérieure de l'hémisphère *gauche* présentait une liquéfaction presque complète des parties profondes, et, à la superficie, M. Bouillaud a démontré l'adhérence complète entre les méninges et les substances cérébrales. La pie mère enlevée avec soin présentait sa face profonde recouverte d'une couche de substance grise.

Est-ce assez démontrer la présence d'une encephalite superficielle et profonde, et l'existence évidente d'une corrélation entre les lésions de l'extrémité antérieure des lobes cérébraux et les troubles de la parole.

Au numéro 4 de la même salle, un malade de 50 ans seulement a présenté quelque intérêt par la marche de sa maladie; atteint d'une hémiplégie à *gauche,* à la suite d'une apoplexie cérébrale, ce malade a offert tous les symptômes d'une encephalite autour du foyer apoplectique, siégeant dans l'hémisphère droit.

A plusieurs reprises, on l'a vu atteint de raideur, de contractures dans les membres jusque-là paralysés; il avait du délire, sa tête était chaude et douloureuse, ses yeux étaient congestionnés, puis des vomissements survenaient et terminaient la scène ; une émission sanguine locale conjurait tous les accidents, et le malade rentrait avec calme dans sa paralysie. Sa raison se troublait aussi par moments, on le voyait prendre comme à plaisir ses excréments avec les mains et les entasser avec un sourire de satisfaction dans son urinoire, et cela en dépit de toutes les observations. Enfin, ce malade, dans une dernière période, a pu revenir à lui, à la raison, au mouvement, se promener dans les jardins, et demander enfin et obtenir sa sortie. Les fonctions intellectuelles s'accomplissaient alors assez régulièrement, et il marchait à l'aide d'une canne, en traînant, il est vrai, la jambe gauche ; le bras du même côté est presque immobile et à demi fléchi au-devant de la poitrine.

L'autopsie nous fait ici défaut pour vérifier l'exactitude du diagnostic. Mais n'est-il pas évident qu'il y a eu dans ce cas : foyer apoplectique hémorrhagique dans le corps strié et les couches optiques à droite, inflammation des parois du foyer, désorganisation consécutive, puis guérison incomplète de cette encephalite profonde, avec persistance d'un certain degré de désorganisation.

Veut-on lire dans l'avenir du malade? Il est bien triste, car ce malheureux est menacé presqu'à coup sûr d'hémorrhagie nouvelle. La même cause persistant produira les mêmes effets; à leur défaut, l'encephalite demeurera toujours imminente et entraînera le même cortége de symptômes déjà constatés pendant toute la période, que le noyau apoplectique ancien n'aura pas été résorbé. Voilà des faits évidents et placés aujourd'hui hors de doute.

Une hemiplegie faciale du côté gauche s'observait encore en 1861, au nº 15 St-Jean de Dien et au nº 7 de la même salle, c'étaient deux tuberculeux arrivés à la dernière période tous deux offrant une atorrhée considérable, ils étaient exempts de paralysie du côté gauche du corps. Tous deux sont morts et nous ont offert une carie manifeste du rocher. Le rocher du malade nº 15, nous a présenté une perte de substance capable de loger une noisette. La dure mère correspondante à la face supérieure de la cavité, était ulcérée et permettait un rapport direct entre l'hémisphère cérébral gauche et le foyer rempli de pus creusé dans le rocher. — Le cerveau est à peine teinté en brun. — Nous sommes étonné de voir l'impassibilité fonctionnelle et l'intégrité du cerveau dans des conditions si nécessaires d'encéphalite. A peine voit-on un point de la largeur d'une pièce de 50 cent. offrant une teinte brunâtre témoignant d'une macération ou d'une imbibition opérée après la mort sans altération de texture.

Il nous faut citer rapidement une observation ayant la même origine et offrant un bien grand intérêt. Au nº 25, St-Jean de Dieu, entre (automne 1861) un homme de 26 ans, fort, exerçant la profession de tailleur, habituellement livré à des excès de boisson et de veille. Il est pâle, bouffi, chancelant, tourmenté de vertiges, d'éblouissements, de cécité passagère, ses pupilles sont largement dilatées et insensibles aux excitations de la lumière artificielle. Cet état de bouffissure du visage et de trouble de la vision frappent tout d'abord, et l'ophtalmoscope jugé sur le champ, d'un emploi indispensable, permet de diagnostiquer la nature de la maladie. La papille du nerf optique n'est plus visible, une large tache de matière blanche jaunâtre cache le fond de l'œil et les deux tiers de la circonférence de la papille optique. Des bords de la tache on voit émerger tout à coup quelques branches de l'artère et de la veine ophtalmique, c'était en un mot l'exemple le plus parfait de cette variété d'amaurose que l'altération des reins décrite par Brigth entraîne si souvent avec elle. En effet, l'examen des urines vint vérifier le jugement fait par l'ophtalmoscope, elles contenaient une quantité considérable d'albumine. La marche de cette maladie fut rapide et la terminaison funeste ; en quelques jours l'anasarque succéda aux bouffissures locales cephaliques, des accidents convulsifs épileptiformes éclatèrent, un érysipèle vint couvrir le visage et parcourir successivement toutes les régions du corps (érysipèle observé chez nous plus d'une fois en pareil cas) et le malade mourut après quinze jours. Les détails de l'autopsie ne nous ont pas échappé et l'on a pu voir le tissu cellulaire sous arachnoïdien très-gonflé de sérosité, les ventricules eux-mêmes contenant une cuillerée entière du même liquide. En incisant avec soin la dure mère et avant d'enlever le cerveau nous avons recueilli une once et demie de sérosité presque pure dans les parties déclives, les reins offraient les grains de semoule signalés par M. Rayer. Et la rétine était couverte d'une plaque mince jaunâtre d'un centimètre et demi dans toutes les dimensions et siégeant sur les 2/3 externes de la papille du nerf optique.

L'interprétation de ce cas particulier ne souffre guère de difficultés, on observe aisément l'enchaînement des faits. Excès alcooliques, altération des reins, albuminurie, suffusion albumineuse dans les couches de l'œil, amaurose, œdème du tissu cellulaire général, œdème du cerveau, convulsions, érysipèle cachectiques, mort. — Ici se placerait la question de savoir si les convulsions appartiennent bien à l'infiltration séreuse des grandes cavités cérébrales et du tissu cellulaire sous arachnoïdien, ou bien s'il faut les rapporter à la présence dans le sang du malade d'une grande proportion d'urée. Les transformations de l'urée peuvent sans doute produire des matières toxiques pour l'économie, mais la théorie de ces transformations vraies dans les laboratoires ne sont pas démontrées dans l'organisme, au contraire, les convulsions se rencontrent dans les apoplexies séreuses même étrangères à la maladie de Bright. Pourquoi chercher à expliquer autrement ici ce rapport évident entre les convulsions et l'œdème du cerveau.

Bien souvent les autopsies des maladies du cœur si nombreuses dans nos salles nous ont présenté les œdèmes des centres nerveux, mais jamais ils ne présenteront une abondance aussi considérable, et surtout ils offraient constamment une dilatation de tout l'appareil vasculaire qui a fait complètement défaut dans ce cas d'albuminurie, malgré l'existence de l'érysipèle dans les derniers moments de la maladie.

Dans ce temps où les convulsions sont à l'ordre du jour, on ne saurait trop réunir les observations qui en offrent les types différents.

Pendant la visite de M. le professeur Bouillaud, au moment où il combattait dans une leçon la congestion épileptiforme défendue la veille devant l'Académie par M. le professeur Trousseau, un malade tombe dans la salle sous nos yeux, il est en proie aux convulsions toniques les plus énergiques, son visage est bleu turgide, ses veines du cou gonflées ; les mâchoires sont fortement serrées, quelques cris se font entendre. Et de plus près on voit quelques bulles d'écume sortir de la bouche, c'est un homme de 35 ans, il est peintre. — Déjà des accès de délire furieux avaient éclaté les jours précédents. Lui aussi est légèrement amaurotique, il revient à lui, puis il est ébété. La paralysie a frappé les fléchisseurs des avant-bras et la peau dans une très-grande étendue, ses mains tremblent, ses muqueuses présentent toutes les traces de l'intoxication saturnine (liséré bleuâtre des gencives, constipation) autrefois coliques violentes. Elles ont cessé depuis quelques mois. Voilà ici cette fois un exemple de *convulsion épileptiforme* par intoxication plus évidente que dans le cas précédent. Peut-être cependant pourrait-on réclamer pour la congestion cérébrale une part dans ces phénomènes. Ici la congestion n'est pas primitive et malgré la cachexie, l'anemie du malade, l'hyperhémie cérébrale devint intense après la période tetanique des convulsions. Effet d'abord simple et passif d'une convulsion, cette hyperhemie n'a-t-elle pas eu un rôle actif dans la deuxième période de ces convulsions épileptiformes.

La méningite rhumatismale durant les années 1860 et 61 n'a pas fait une seule apparition dans le service de clinique de M. le professeur Bouillaud. Et cependant les cas de rhumatisme de tous les degrés, fébriles ou appyrétiques, locaux ou généralisés, simples ou compliqués d'artrite cardiaque abondaient en foule.

Il est vrai que par compensation, M. le professeur Bouillaud en a vu beaucoup en ville, chez des malades non traités comme les nôtres par des émissions sanguines faites au début. Chez ces malades de la ville, au contraire, on n'avait pas ménagé l'emploi du sulfate de quinine. On ne saurait innocenter complétement ce médicament en présence de tant d'accidents cérébraux que son usage á souvent précédé, sinon causé toujours.

Remarquons attentivement un fait qui ne manque pas d'avoir sa valeur au point de vue de la question que nous allons traiter dans le chapitre suivant. Notons la fréquence de la congestion passive dans nos salles, mais aussi la rareté, je dirai presque l'absence de la congestion active proprement dite. Cette rareté extrême n'est-elle pas déjà par elle-même une preuve de la simplicité du problème que présente le diagnostic différentiel de l'éclampsie et de l'épilepsie avec la congestion cérébrale : on cherche inutilement dans un service de 50 lits une congestion cérébrale. Mais malheureusement l'épilepsie abonde ; sa fréquence la fait donc présager, et la congestion cérébrale semble perdre de son importance et de sa difficulté dans son dagnostic.

CHAPITRE III

De la congestion cérébrale.

Le mot *congestion sanguine* du cerveau exprime une augmentation de la quantité de sang contenu dans cet organe à l'état normal. M. *Andral* a créé pour représenter cet état morbide un mot bien clair : *hyperhémie*.

Congestion cérébrale *active* et *passive*, telles sont les deux espèces principales.

L'une, la congestion *active*, s'opère sous l'influence d'une sorte d'afflux ou de fluxion de sang, comme si ce liquide (ainsi que l'a dit Bichat), *était attiré par un aimant*. Cette fluxion résulte souvent d'une cause d'excitation locale.

Cette variété a sa formule dans l'aphorisme Hippocratique, *ubi stimulus ibi fluxus*.

Au contraire, *la congestion cérébrale passive* est amenée par tout agent capable de s'opposer au libre retour, vers le cœur, du sang contenu dans le système veineux cérébral. Les causes de ces deux variétés de congestion sont bien tranchées.

La congestion cérébrale active s'observe chez tout homme qui, par profession, par nature, par entraînement, s'abandonne à des travaux intellectuels exagérés. Sous l'influence de ce stimulant violent de la pensée, l'œil brille, le visage s'anime, toutes les artères de la tête battent avec force. Cette *hyperhémie superficielle* du visage et des téguments de la tête coïncide avec une *hyperhémie profonde cérébrale*. Cette érection du cerveau n'est que le premier degré, ou l'un des premiers degrés de *la congestion active du cerveau*.

Les *causes* de cette *congestion active* sont bien nombreuses, à côté du travail intellectuel exagéré se placent les passions violentes. la colère, le fanatisme, la manie furieuse, la gaîté, la frayeur, etc.

Les *causes de la congestion cérébrale passive* sont bien connues. Nous pouvons observer actuellement dans nos salles le n° 11, St-Jean de Dieu, atteint d'un rétrécissement mitral, le n° 14, de la même salle, qui succombe victime de la même affection. Chez tous les malades, le sang veineux ou artériel rencontre à l'orifice auriculo ventriculaire droit ou gauche, un obstacle plus ou moins invincible, et il s'accumule dans les capillaires de la circulation pulmonaire et de la circulation générale.

C'est alors que les *symptômes* les plus évidents d'*une congestion passive* se manifestent : la face est violacée, gonflée, les lèvres sont bleuâtres, les yeux sont saillants, les conjonctives livides, les jugulaires tranformées en cylindres liquides, avec ou sans ondulations en retour.

Ce que présentent les téguments, dans ce cas, le cerveau en offre un exemple frappant, il est lui-même turgescent et cet état est le type de la *congestion sanguine cérébrale passive*.

Mille *causes physiologiques* produisent la même congestion ; l'effort, le vomissement et généralement tout ce qui trouble la circulation pulmonaire aérienne ou sanguine.

Telles sont les idées acquises, bien nettement tranchées, qui permettent de reconnaître la congestion cérébrale active ou passive. Voilà leur mécanisme et leur appareil symptômatique.

Des *idées nouvelles* ont été émises récemment sur cet état pathologique. A ces notions *si claires*, *si précises* que nous devons à une longue expérience, M. le professeur Trousseau a substitué un système nouveau qu'il importe d'examiner ici et de soumettre au contrôle de l'observation clinique.

Notre éminent professeur signale d'abord la congestion telle qu'elle vient d'être formulée, puis il ajoute : « Quelquefois on croit avoir eu affaire à une congestion cérébrale active lorsqu'en fin de compte il ne s'est agi que d'une attaque d'éclampsie ou d'épilepsie. »

Or, disons-le sans hésiter, la congestion cérébrale n'a jamais été confondue avec l'éclampsie ou l'épilepsie par des médecins dignes de ce nom.

M. Trousseau ajoute, il est vrai, qu'il est une forme convulsive qui peut en imposer pour une congestion cérébrale. Or, comment une forme convulsive de l'épilepsie peut elle en imposer pour une congestion cérébrale ? Ailleurs M. Trousseau déclare qu'il y a eu chez un épileptique une *énorme congestion*.

Il n'y a donc pas là une forme convulsive de l'épilepsie qui en impose pour une congestion cérébrale, mais bien une attaque convulsive qui a eu pour effet une véritable congestion cérébrale. M. Trousseau est tombé évidemment dans une contradiction flagrante, à laquelle il a échappé en apparence en ajoutant qu'il s'agit d'une congestion passive et non d'une congestion active. Pourquoi, au lieu du mot congestion cérébrale, n'a-t-il pas de suite employé le mot congestion cérébrale passive, c'est-à-dire la congestion que tous les bons observateurs ont admise en pareil cas ?

Voyons maintenant si cette congestion, sous les deux espèces par nous admises, est la même que celle dont a voulu parler le savant professeur sous le nom de *congestion cérébrale apoplectiforme*. J'ai peine à concevoir qu'on puisse donner le nom de congestion cérébrale à un état qui ne serait pas l'un des degrés de la congestion que nous venons d'examiner.

Plus tard, nous considérerons la définition proposée par M. Trousseau, et nous verrons alors que cette définition s'applique, non pas à la congestion sanguine proprement dite, mais bien à une sorte *d'Etat échymotique du cerveau*, c'est-à-dire à une espèce particulière d'hemorrhagie de la pulpe cérébrale.

Comparons sous le point de vue de ses effets, la congestion sanguine ci-dessus décrite avec celle que M. Trousseau a nommée congestion cérébrale apoplectiforme; mais établissons tout d'abord que cette congestion qu'il admettait il y a 15 ans, il ne l'admet plus aujourd'hui, il lui substitue, pour les cas où il l'admettait jadis, quoi ? une des plus effrayantes affections du cadre nosologique, *l'épilepsie*. Certes, la congestion que nous avons décrite est heureusement très-différente sous le point de vue de ses effets. Pour le prouver, il suffit de rappeler que dans aucun des cas par nous signalés de congestion active ou passive du cerveau, on n'a rencontré ni la perte subite de connaissance ni les autres symptômes graves dont parle M. Trousseau.

Faut-il conclure, que la congestion cérébrale ordinaire, quel que soit son degré et quelle qu'en soit la cause, ne se lie par aucun rapport avec l'épilepsie? La solution cependant bien précieuse de ce problème se chercherait en vain dans la note de M. Trousseau. Le diagnostic et la thérapeuthique auraient peut-être à souffrir s'il fallait admettre dans toute leur teneur les assertions et les doctrines qu'on y trouve.

Nous allons essayer de le démontrer.

Citons textuellement.

« J'admets dit M. Trousseau, la congestion, l'hyperhemie « du cerveau, il faudrait être insensé pour en contester l'exis-

« tence, mais je dis que ce *que l'on a appelé la congestion cé-« rébrale apoplectiforme est dans le plus grand nombre des « cas, un accident épileptique ou éclamptique, quelquefois une « syncope.* »

« *Bien souvent de simples vertiges épileptiques, des vertiges « liés à un mauvais état de l'estomac ou à des maladies de l'o-« reille, sont considérés à tort comme des congestions de l'en-« céphale.* »

Il est fâcheux que M. Trousseau n'ait fait aucune mention des états *anémiques ou chloroanémiques,* cause si commune de vertiges, d'étourdissements, de défaillances, etc., tous phénomènes trop souvent attribués à des congestions cérébrales, ou à des affections cérébrales qui n'ont d'existence que dans l'imagination de ceux qui les admettent.

Que si ces propositions sont vraies, a-t-il ajouté, on m'accordera que la thérapeuthique devra *moins souvent recourir aux médications révulsives et antiphlogistiques*, mises sans cesse en œuvre pour combattre ces prétendues congestions cérébrales, et qu'il *faudra chercher d'autres médications* plus conformes à l'idée que l'on doit se former des états divers que l'on a confondues trop souvent sous la même dénomination.

M. Trousseau a dit encore :

Il y a une opinion qui a cours dans la science, c'est que la congestion cérébrale apoplectiforme est une maladie fréquente.

Or, cette fréquence est loin d'être si bien établie, comme le dit M. Trousseau. Voyons les arguments pour et contre :

Un homme, avec ou sans symptômes préalables, tombe subitement frappé d'apoplexie ; on le relève hébété, et pendant un quart-d'heure, une heure, plus longtemps peut-être, il reste la tête lourde, l'intelligence confuse, la démarche mal assurée. Le lendemain tout est fini.

« On dit, selon M. Trousseau, que le malade a eu une con-« gestion cérébrale apoplectiforme ; autrefois, notre éminent « professeur le disait avec tous, aujourd'hui il ne le dit plus. »

Un homme, tout à coup en marchant, a un étourdissement ; il cesse de voir, de parler, il marmotte quelques mots inintelligibles ; il chancelle, il tombe quelquefois pour se relever incontinent. Cela dure une seconde, ensuite, il ne reste plus qu'une légère pesanteur de tête, quelquefois une *obnubilation* intellectuelle momentanée, et trois ou quatre minutes suffisent pour que tout rentre dans l'ordre. On dit que le malade a eu une congestion cérébrale légère. M. le professeur Trousseau l'a dit comme les autres ; il y a quinze ans qu'il ne le dit plus.

Pourquoi l'éminent clinicien a-t-il changé d'idée, c'est que les phénomènes dont il est question dans les cas ci-dessus exposés, ont été observés par lui chez des sujets épileptiques.

A coup sûr, il y a plus de quinze ans que M. Trousseau a reconnu la nécessité d'exclure la congestion cérébrale apoplectiforme chez les individus qui éprouvent des vertiges des étourdissements, des pertes de connaissance, qui tombent et se relèvent ensuite sans conserver la moindre trace de ces accidents.

Peut-être, comme on le déclare, ces mêmes malades sont venus au maître avec des consultations antérieures *portant le diagnostic congestion cérébrale apoplectiforme.* Mais faut-il accuser la science des erreurs de ses adeptes mal initiés à ses secrets, *non crimen artis quod hominis est.* Certes, on a déjà bien des fois insisté, non sans quelque tristesse, sur de telles erreurs, si faciles à commettre dans une science telle que la nôtre, quand une longue et profonde expérience ne nous a pas familiarisés avec toutes les questions dont elle se compose.

M. Trousseau a pris soin de faire expressément remarquer qu'il désignait sous le nom de congestion cérébrale apoplectiforme, la congestion dont il s'occupe, afin qu'on ne la confondît pas avec la congestion cérébrale ordinaire ou proprement dite. En quoi ces deux congestions diffèrent-elles donc formellement l'une de l'autre, et à quels caractères certains, évidents, est-il possible de les distinguer, c'est encore un problème dont la solution manque quelque peu à la clarté, du sujet.

Voici toutefois comment, cédant à des prières, M. Trousseau définit ce qu'il appelle *la congestion cérébrale apoplectiforme.*

« Il y a apoplexie quand nous voyons un homme violemment jeté à terre et prostré. Or, dans l'épilepsie, comme l'a judicieusement fait remarquer Van Swieten, dans ses commentaires sur Boerhâve, les attaques d'épilepsie sont fréquemment accompagnées de petites échymoses en nombre infini sur la face, le cou et la poitrine. Il est bien permis de supposer que le violent effort qui a produit ces milliers d'ecchymoses s'est fait sur le cerveau aussi bien que sur les capillaires de la peau, et que la substance grise surtout est criblée aussi de taches ecchymotiques. »

« *C'est là ce que M. Trousseau appelle la congestion consécutive.* »

Voilà donc, d'après M. Trousseau, en quoi consiste la congestion cérébrale *apoplectiforme.* Ainsi définie, cette congestion ne saurait être confondue avec la congestion ordinaire du cerveau. Mais aussi, et par le fait même, cette congestion cérébrale apoplectiforme n'appartient plus à l'ordre des congestions sanguines proprement dites, soit *actives*, soit *passives*, des fluxions ou des stases sanguines, *mais bien à l'ordre des hémorrhagies.*

On le voit, la science, telle qu'elle est aujourd'hui constituée, contient tous les éléments nécessaires à la solution de ces problèmes de diagnostic.

Est-il besoin de le démontrer : Qu'entend-on généralement aujourd'hui par *apoplexie* ? — *L'hémorrhagie* cérébrale, c'est-à dire un état morbide, anormal, parfaitement *défini* et *distinct*.

Qu'entend-on, aujourd'hui, par *épilepsie* ? — Une *névrose cérébrale* sur le siége précis de laquelle on peut bien disputer, sans doute, mais qui diffère de l'apoplexie ou de l'hémorragie, sans quoi, son classement parmi les névroses proprement dites serait un véritable contresens nosologique.

Or par cela même que l'*apoplexie* et l'*epilepsie* occupent une place aussi distincte dans le cadre nosologique, on doit conclure que les symptômes de l'un et de l'autre ne sauraient être les mêmes.

Les symptômes vraiment caractérisques d'une *épilepsie* pleinement développée consistent en *effrayantes convulsions* se présentant sous une forme qui n'appartient qu'à cette affection, *tandis que* les symptômes vraiment caractéristiques *d'une apoplexie* c'est-à-dire d'une hémorrhagie cérébrale, consistent en *des phénomènes paralytiques.*

Sans doute les phénomènes paralytiques peuvent exister dans des lésions autres que l'hémorrhagie, mais il ne sagit pour le moment que de montrer l'opposition qui sépare nos deux types nosologiques.

Etablir une différence entre l'apoplexie ou l'hémorrhagie cérébrale, c'est démontrer celle qui existe entre les affections dites apoplectiformes et les affections dites épileptiformes.

Reste une difficulé : *le petit mal* n'offre pas ces caractères convulsifs de l'épilepsie bien caractérisée ; en effet sous ce nom peu rigoureux on désigne *des vertiges*, une sorte de perte de connaissance, de simple défaillance, de *deliquium animi.*

Remarquons d'ailleurs que pour soutenir que les phénomènes apoplectiques, épileptiques, éclamptiques, ne sont point les effets d'une congestion cérébrale, soit active soit passive il aurait fallu commencer par établir exactement les effets appartenant en propre à cette congestion et montrer en quoi ils diffèrent de ceux que M. Trousseau rapporte aujourd'hui à l'*épilepsie.* En outre ce n'est pas seulement la description de la congestion du cerveau en général qu'il *aurait fallu exposer, mais aussi celle des congestions spéciales de chacun des centres nerveux distincts dont se compose* le système encéphalique.

Si l'on vient dire que la *congestion du cerveau* proprement dite ou des lobes cérébraux *ne produit pas par elle-même la*-

perte de connaissance, les phénomènes épileptiques ceux encore que M. Trousseau appelle plus particulièrement apoplectiques, ce n'est pas nous qui le nierons, puisque bientôt nous nous efforcerons de démontrer, que l'hémorrhagie de ces lobes elle-même ne détermine pas les accidents foudroyants dont il s'agit.

Les deux espèces de congestion sanguine dont le cervelet, la protubérance annulaire et la moëlle allongée peuvent être le siége, sont établies sur des expériences et sur des observations cliniques exactes. Qu'il nous soit permis de rappeler les résultats des expériences que M. le professeur Bouillaud a faites.

Si vous stimulez, d'une manière plus ou moins vive les centres nerveux de la base du crâne (cervelet, moëlle allongée) l'animal tombe, s'agite convulsivement, se tord dans tous les sens, écume quelquefois, éprouve des roulements et des contorsions dans les yeux et nous offre en un mot *la tableau d'une attaque épileptique.* Or, dans ce cas, il existe bien, comme conséquence de la stimulation : (ubi stimulus ibi fluxus), une congestion cérébelleuse active.

Stimulez, au contraire, de la même manière, les lobes cérébraux en général, ou le cerveau proprement dit, point d'attaque épileptiforme, point de chute. Au contraire l'animal court en tous sens sans connaître les objets qui l'entourent, il semble que les désordres produits frappent bien plustôt l'intelligence que les mouvements.

Voyez qu'elle différence dans les troubles fonctionnels selon que la lésion porte sur tel ou tel point des centres nerveux.

En résumé, il est arrivé et cela très souvent, M. le professeur Bouillaud l'admet, il est arrivé à quelques médecins de confondre l'apoplexie avec l'epilepsie. Mais les erreurs n'auraient pas été commises par leurs auteurs s'ils avaient bien connu les figures propres à chcune de ces deux affections telles qu'elles sont exposées dans les traités classiques de nosographie.

Il faut bien le reconnaître, l'étude et l'observation des maladies cérébrales est grande.

Encore si le cerveau était un seul organe, ou si chacun des organes secondaires dont il est composé était affecté isolement, rien ne serait plus aisé que de déterminer les rapports entre les symptômes et les lésions organiques ; on aurait pour ainsi dire un problème à une seule inconnue et, partant, une solution aussi simple que possible, Mais puisque le cerveau est composé de plusieurs organes dont chacun joue un rôle particulier ; puisque plusieurs organes peuvent être affectés à la fois différemment, et que les phénomènes varient suivant le siége, l'étendue, la nature, les complications de la maladie cérébrale, vous voyez que l'opération devient singulièrement compliquée et que la solution des problèmes offre des difficultés qui augmentent avec le nombre des inconnues.

Une deuxième catégorie de cas se présente. Il s'agit de ceux où l'on observe une certaine série d'*accidents auriculaires.* M. Menière a récemment entretenu l'Académie de certains phénomènes qui, suivant M. Trousseau, ont leur siége dans les canaux demi-circulaires. Ces phénomènes, d'après ce professeur, seraient rapportés par quelques patriciens à une congestion cérébrale.

« M. le docteur Menière, dit-il, a observé un grand nombre de malades qui sont pris subitement de vertiges, de nausées et même de vomissements, qui tombent à terre après avoir marché comme un homme ivre, et se relèvent difficilement, restent pâles, couverts d'une sueur froide, presque lypothimiques, et voient se renouveler ces accidents un grand nombre de fois. M. Menière a recueilli par centaines des observations établissant *que ces prétendues lésions cérébrales sont bien évidemment des lésions de l'appareil auditif dans les canaux demi-circulaires,*

Comment les médecins traitent-ils les malades? *Vigoureusement,* dit-on, par des saignées, des sangsues, des purgatifs; les rechutes fréquentes modifient peu à peu le diagnostic, mais les symptômes inquiètent les patients et inspirent aux médecins le pronostic grave inspiré d'ordinaire par la lésion cérébrale.

Localise qui voudra les accidents énumérés plus haut, dans l'oreille et plus particulièrement dans les canaux demi-circulaires. On permettra à M. le professeur Bouillaud de ne pas accepter sans réserve une *localisation* aussi hardie. Mais on conviendra que les lésions des canaux demi-circulaires ne peuvent par elles-mêmes, d'une manière immédiate, produire les accidents cérébraux dont il est question. Il aurait fallu préciser l'espèce de *réaction* produite sur les centres nerveux encephaliques par les lésions des canaux demi-circulaires, réaction qu'à son tour détermine alors les accidents dits cérébraux.

Ainsi, une épilepsie, une lésion des canaux demi-circulaires, sont mis sur le même rang, et sont toutes deux mal à propos attribuées à une congestion cérébrale apoplectiforme. Comment ces deux premières maladies peuvent-elles être confondues avec la troisième. Pour nous, jamais nous ne confondrons les accidents dont parle M. Menière avec l'épilepsie; comment peut-on trouver à deux états aussi distincts des symptômes tellement semblables, que dans les deux cas on les rattache à la congestion cérébrale apoplectiforme? Nous sommes bien convaincu, en attendant la réponse à ces questions, que pas un clinicien expérimenté ne confondra non plus un véritable accès d'épilepsie bien caractérisé, normal pour ainsi dire, avec les accès auriculaires dont on vient de parler, non plus qu'avec la congestion cérébrale.

Il est encore, suivant M. Trousseau, un autre état lié à des *désordres gastriques* dont les symptômes sont confondus avec la congestion cérébrale. M. Trousseau, à ce sujet, partage les sentiments de M. le professeur Bouillaud, puisque, après avoir déclaré que le vertige lié à des désordres gastriques, est sans cesse décoré du nom de congestion cérébrale ; il termine en craignant d'exagérer la facilité et la fréquence de cette confusion.

Un autre cas d'erreur, dit M. Trousseau, le voici :

Lorsqu'*un* malade est frappé d'*apoplexie*, résultant d'une *hémorrhagie cérébrale* ou d'un *ramolissement*, ce qui est plus fréquent qu'on ne le dit et qu'on ne le croit, ou d'une *embolie*, ou tout au moins d'une oblitération subite d'une des artères principales de la base du cerveau, lorsqu'un malade est frappé d'apoplexie, il y a quelquefois une perte de connaissance subite, et l'obtusion de l'intelligence et du mouvement dure plusieurs heures, plusieurs jours, puis tout rentre dans l'ordre, à cela près d'une hémiplégie légère, qui diminue lentement, et finit par disparaître après quelques mois. Comme les premiers accidents ont été presque foudroyants, comme, entre la gravité de ces premiers phénomènes et les troubles ultérieurs de l'intelligence, de la sensibilité et du mouvement, il ne paraît pas exister de relation suffisante, on dit que l'hémorrhagie cérébrale a été accompagnée de congestion ; que la congestion, phénomène essentiellement transitoire, a produit les accidents *apoplectiques*, que dissipée, elle a laissé l'hémorrhagie peu copieuse, avec l'*hémiplégie*, qui a succédé sous forme légère à ces grands accidents apoplectiques.

Le ramolissement du cerveau, l'embolie, ou tout au moins une oblitération subite de l'une des principales artères de la base du cerveau, ne ressemblent pas assez par leurs symptômes à l'hémorrhagie cérébrale pour les rapprocher de cette façon, et pour leur attribuer pour effet commun l'apoplexie.

M. Trousseau emploie les mots *étonnement* cérébral, *impatience* cérébrale.

Lorsque l'encephale subit soudainement *une déchirure* ou une compression, il supporte, dit M. Trousseau, cette grave lésion avec *une impatience* qui varie suivant les individus, mais qui peut-être portée très-loin chez quelques personnes. Un soldat reçoit une balle dans la tête, il est jeté à terre comme s'il était frappé d'un coup de massue. Cette stupeur immédiate est ce que M. Trousseau a appelé *étonnement céré-*

…usseau conclut que lorsqu'il se fait un épan-
bral. D'où M. subit dans le corps strié ou dans la couche op-
chement de …r immédiate que l'on attribue à la congestion
tique, la …ut, en partie au moins, être attribuée à l'*étonne-*
simultané.
ment cé, M. Trousseau a accumulé des *assertions nou-*
En …ne reposent sur aucune démonstration formelle !
…ord, pourquoi affirmer qu'étant donnés, les accidents
vel foudroyants dont il parle, dans le cas d'une hémorrha-
…corps strié et de la couche optique, l'UNIVERSALITÉ des
…ins considère ces accidents comme une congestion ? Or,
… jamais considéré les *accidents presque foudroyants*, les
…dents apoplectiques proprement dits, comme une conges-
…n, personne à coup sûr !

M. Trousseau imagine des phénomènes nouveaux qu'il désigne sous le nom d'*étonnement cérébral*. Où sont les preuves cliniques expérimentales de l'existence de ce phénomène nouveau, l'*impatience cérébrale,* auquel on doit imputer *la stupeur* immédiate, que l'*universalité* des médecins attribue à la congestion.

A quoi bon des expressions nouvelles ? Rien ne démontre la réalité de l'état qu'elles désignent.

Les états anémiques et chloro-anémiques méritent bien de figurer au nombre des maladies qui donnent le change à quelques médecins et font croire à une congestion cérébrale (apoplectiforme ou non). M. Trousseau ne fait aucune mention de l'anémie et de la chloro-anémie, et cependant M. le professeur Bouillaud, soit dans ses cours de clinique, soit dans ses ouvrages, a signalé la fréquence extrême de ces maladies. Partout il a signalé cette cause d'erreurs. Un jour M. Trousseau reconnaîtra combien la chloro-anémie détermine des étourdissements, des vertiges, des tournoiements de tête, de la titubation, des défaillances, des hypothimies, des syncopes, et même la mort consécutive à la syncope. Autrefois, dans des cours et dans des sociétés savantes, M. Bouillaud a fait plusieurs observations qui lui étaient personnelles. Il s'agissait de jeunes femmes chloro-anémiques récemment accouchées, accusées par leur médecin d'apoplexie cérébrale, traitées comme telles, et succombant au milieu de syncopes subites.

Cette erreur s'entoure de bien des piéges où viennent tomber les médecins peu familiarisés avec la chloro-anémie ; c'est que les malades qui en sont atteints *rougissent* avec une extrême facilité, éprouvent des bouffées de chaleur au visage et beaucoup d'autres symptômes appartenant aux maladies cérébrales, bourdonnements et sifflements d'oreilles, vomissements, fourmillement des membres, faiblesse musculaire, enfin, jusqu'à un degré voisin de la paralysie. pouls juge le plus souvent le diagnostic : aux mploration du les appartient la lenteur, la plénitude, l'énerges cérébra- chlorose, la mollesse, la placidité, la depressibili ais à la même, plus ou moins complète, du courant artériel sence

La spermatorrhée si admirablement étudiée par L donne aussi lieu à des méprises, à des symptômes cé au point que les malades atteints de pertes séminales se d menacés d'une apoplexie purement imaginaire.

Revenons sur la physiologie, sur le *mécanisme de ces a dents presque foudroyants, de ces accidents apoplectiques pr prement dits, sur cette perte de connaissance subite* qui selon M. Trousseau, se manifestent quelqufois chez un individu frappé *d'une hémorrhagie cérébrale* assez peu copieuse pour qu'après la cessation des accidents ci-dessus indiqués *il ne reste plus qu'une hémiplégie légère.*

Or, en ce qui concerne l'hémorrhagie cérébrale proprement dite, celle qui a son siége dans les hémisphères cérébraux, il existe des centaines de cas particuliers, qui démontrent que dans l'immense majorité des cas, *il ne se manifeste point cette perte subite de connaissance et autres accidents* dont parle M. Trousseau.

Que si ces accidents éclatent quelquefois, ils supposent des conditions spéciales, des particularités soit de siége, soit d'étendue, soit de complications sur lesquelles M. Trousseau garde un profond silence. Toutes les variétés syptômatiques que l'on observe dans ces cas s'expliquent par les diversités de siége et l'abondance variable de l'hémorrhagie.

Pourquoi, dans le langage de M. Trousseau, les mots *apoplexie, congestion cérébrale apoplectiforme* sont-ils spécialement employés pour désigner la perte subite de connaissance de sentiment, de mouvement, qui ne se rencontre pas dans l'immense majorité des cas d'apoplexie ou d'hémorrhagie cérébrale proprement dit ?

L'hémorrhagie du cervelet constitue une autre espèce anatomique d'hémorrhagie des centres nerveux qui donne lieu à un cortége de phénomènes des plus curieux.

Elle s'annonce d'une manière toute *spéciale* par des étourdissements, des tournoiements de tête, des vertiges, accompagnés de vomissements. Les malades ne peuvent se tenir debout, marcher librement, et s'ils veulent se contraindre ils tombent par terre en conservant toute leur connaissance, ainsi que le libre exercice de leurs facultés sensitives et intellectuelles. Ils parlent, ils ne sont point hémiplégiques comme ceux que frappe l'hémorrhagie cérébrale proprement dite; ils peuvent à volonté, étendre, fléchir, porter en dedans et en dehors les membres supérieurs et inférieurs; seulement ils ne peuvent exécuter les mouvements coordonnés dont se composent la marche et la station.

Tous les symptômes de l'hémorrhagie cérébelleuse ressemblent à plus d'un titre à ceux qui selon M. Trousseau, constituent les phénomènes apoplectiques.

L'hémorrhagie centrale de la protubérance annulaire mérite aussi d'être mise en parallèle avec la congestion apoplectiforme de M. Trousseau.

En voici les symptômes :

Le malade, tout à coup tombe au milieu de la nuit, dans un état comateux ; il perd le mouvement, la sensibilité, sa respiration est stertoreuse.

Que notre collègue nous dise avant l'autopsie, s'il s'agit d'une congestion cérébrale apoplectiforme ou d'une épilepsie, ou d'une hémorrhagie cérébrale proprement dite.

A l'autopsie; foyer sanguin récent, du volume d'un gros pois au centre de la protubérance annulaire.

L'hémorrhagie de la protubérance annulaire avec épanchement sanguine consécutif dans le 4e ventricule, mérite une mention.

Dans ce cas le malade tombe privé de connaissance, raideur, *convulsion des membres* alternant avec un *collapsus* profond, *état épileptiforme, écume à la bouche.*

S'agissait-il d'une congestion cérébrale apoplectiforme? à coup sûr ces symptômes ressemblent beaucoup à ceux qui sont exposés par M. Trousseau.

En présence d'un tel malade, quel eût été le diagnostic de notre collègue?

S'agissait-il à ses yeux d'une épilepsie, ou d'une congestion cérébrale apoplectiforme ou d'une hémorrhagie cérébrale proprement dite, d'une apoplexie?

A l'autopsie on trouve que la protubérance est transformée en *une poche remplie d'un sang coagulé en partie.* Cet épanchement s'est fait jour latéralement à la surface de la protubérance par une petite ouverture et en arrière, dans le 4e ventricule qui se trouve distendu.

Quelle n'eût pas été l'erreur de ceux qui dans ce cas si complexe, n'auraient d'abord vu qu'une épilepsie pure et simple.

M. Cruveillier est l'auteur à qui appartiennent les deux cas que nous venons de signaler.

L'apoplexie de la moelle allongée a aussi ses symptômes épileptiformes et ses causes d'erreurs;

Voici à ce sujet un fait observé par moi, et signalé dans la *Nosographie médicale* de M. le professeur Bouillaud, article *hémorrhagie* de la *moelle allongée.*

Un homme tombe tout à coup, comme s'il eût été frappé de la foudre, dans la rue; on le transporte à la Charité, il est agité de convulsions analogues à celles de l'épilepsie, et il avait de l'écume à la bouche... la respiration devint stertoreuse et au bout de deux ou trois heures, le malade succombait dans un état de résolution et de paralysie générales.

Que M. le professeur Trousseau nous dise quel eût été son diagnostic.

Une hémorrhagie cérébrale proprement dite? ayant donné lieu à cet *étonnement cérébral* sous l'empire duquel se manifestent les accidents foudroyants ou apoplectiformes.

Non sans doute, répondra-t-on, non, les lésions anatomiques seront analogues à celles du cas précédent.

Voici l'autopsie :

La moelle allongée présente dans ses 2/3 postérieur un foyer hémorrhagique. Le sang récemment épanché a déchiré la substance médullaire, le foyer a son siége dans toute la longueur de la moelle allongée, il s'est fait jour dans le 4e ventricule. Il s'étend vers les prolongements qui vont s'épanouir dans le cervelet.

Rien de notable dans les hémisphères cérébraux ou cérébelleux.

Combien l'épilepsie était vraisemblable dans ce cas! et combien en l'admettant le médecin aurait commis une flagrante erreur!

Dans les deux cas dont il vient d'être parlé, le 4e ventricule avait été le siége secondaire de l'hémorrhagie, dans le 1er, c'était le mésocéphale dans le 2e, la moelle allongée où résidait le foyer hémorrhagique primitif tous deux avaient des phénomènes épileptiformes.

Nous venons de voir que ni l'hémorrhagie partielle du cerveau, ni l'hémorrhagie partielle du cervelet, ces deux principaux centres nerveux ou céphaliques ne donnent lieu par elles-mêmes à ces accidents foudroyants ou apoplectiques proprement dits. Au contraire nous venons d'établir que ces phénomènes éclatent dans les cas d'hémorrhagie du mésocephale et de la moelle allongée; ces symptômes sont les caractères de ces deux dernières hémorrhagies. Aussi bien l'hémiplegie complète ou incomplète est un des signes de l'hémorrhagie des hémisphères cérébraux, comme l'embarras ou l'impossibilité de la marche, de l'équilibration des mouvements est un des signes de l'hémorrhagie des hémisphères cérébelleux.

Voilà qui est net et précis.

Enfin ces *symptômes apoplectiques foudroyants* se rencontrent-ils oui ou non dans l'hémorrhagie du cerveau lui-même?

Oui, on les y rencontre quelques fois, notre réponse affirmative ne saurait en rien discréditer notre doctrine sur le siège de l'hémorrhagie dans le cas d'apoplexie foudroyante, bien plus notre réponse confirme nos idées.

C'est par exception que l'hémorrhagie du cerveau se présente sous forme foudroyante. Cette exception se rencontre quand l'hémorrhagie est assez abondante, assez étendue pour que le sang épanché comprime la protubérance annulaire et la moelle allongée. Elle se rencontre encore cette exception quand le foyer hémorrhagique du cerveau s'est fait jour dans les ventricules et va comprimer plus directement encore que dans le cas précédent la protubérance et le bulbe, or dans les cas signalés plus haut, les symptômes foudroyants appartenaient à l'altéraiton de ces deux portions des centres nerveux. Les deux exceptions que nous avons concédées viennent donc ainsi que toutes les autres, confirmer la règle que nous avons posée, que les phénomènes foudroyants apoplectiques n'appartiennent pas en propre à l'hémorrhagie des hémisphères cérébraux.

Une différence vient séparer les deux séries de faits que nous venons de mettre en parallèle, dans les exemples signalés plus haut, il y avait destruction, dans ces derniers il y a seulement compression de la moelle allongée et de la protubérance mais depuis longtemps c'est une vérité acquise à la science que celle dont voici la formule.

Quand elle est arrivée à un certain degré, la compression des centres nerveux empêche l'exercice de leurs fonctions.

Enfin, tenons compte de toutes les observations énumérées ci-dessus et ajoutons quelques notes sur les recherches expérimentales faites par M. le professeur Bouillaud sur les fonctions du cervelet.

Il résulte de ces expérimentations que les lésions spéciales de la marche ou de la progression et de la station ou de l'équilibration du corps correspondent à des lésions ayant pour siège spécial le cervelet; de même que M. Bouillaud a demontré bien des fois et spécialement par l'observation qui précède que les lésions spéciales de la parole, sous le double rapport des actes intellectuels et des mouvements coordonnés qui les constituent correspondent à des lésoins matérielles ou dynamiques du cerveau ayant pour siége *spécial* les lobules antérieurs de cet organe.

Les troubles de la station comme ceux de la parole existent souvent, soit séparément, soit ensemble, ce qui est bien plus rare, chez des individus atteints de paralysie progressive, or ils indiquent toujours des lésions du cervelet, comme aussi de la partie antérieure des hemisphères cérébraux.

Voici maintenant ce qui résulte des expériences de M. le

professeur Bouillaud. Dans les cas où l'on se contente d'irriter le cervelet, de le cautériser très-superficiellement, par exemple, les animaux sont frappés, sur le champ de convulsions générales accompagnées par fois de distorsion des yeux et d'écume à la bouche ; ces convulsions ressemblent exactement à celles de l'épilepsie. On détermine ainsi une sorte d'épilepsie expérimentale.

En raison de leur voisinage du cervelet, peut-être la moëlle allongée, la protubérance annulaire, les tubercules quadripimeaux participent plus ou moins à l'irritation que provoque la cautérisation et ils jouent un certain rôle dans les phénomènes alors produits. Ce que l'on peut affirmer c'est que des attaques épileptiformes de ce genre n'éclatent jamais quand on expérimente de la même façon sur les lobes cérébraux exclusivement. Au contraire cette expérimentation sur les lobes cérébraux produit des troubles plus ou moins prononcés dans les facultés intellectuelles.

Rapprochons ici les accidents épileptiformes survenus dans les cas d'hémorrhagie avec déchirure de la substance du mesocephale, de la moëlle allongée, avec épanchement dans le 4e ventricule et l'on verra combien ces expériences sur le cervelet concordent avec les résultats des observations cliniques ci-dessus relatées.

Résumé.— Les mots de congestion cérébrale apoplectiforme et d'épilepsie, ceux d'apoplexie, d'*éclampsie*, de maladies vertigineuses, d'étonnement cérébral, d'impatience cérébrale, de stupeur immédiate du cerveau et le reste, manquent plus ou moins d'exactitude, de signification précise, ne sont pas l'image fidèle des symptômes et des états anatomiques dont ils veulent être la traduction.

Il eût fallu suivre le conseil de Voltaire : *Et définir les termes.*

Tous les médecins en général n'ont pas commis et ne sauraient par suite continuer à commettre la grosse erreur de diagnostic dont on les a gratuitement accusés. Ils n'ont pas pris et ne prendront jamais pour une congestion cérébrale apoplectiforme une attaque d'épilepsie plus ou moins forte.

M. Trousseau ne s'est nullement appliqué à démontrer que dans les attaques d'épilepsie complète et bien caractérisée, aucun des centres nerveux encéphaliques n'est le siége d'une congestion sanguine plus ou moins forte. Or c'est là un *desidératum* important, l'épilepsie en effet appartient à la catégorie des nevroses dites actives, et dans quelques-unes de ces nevroses la nevralgie faciale, par exemple, on observe des signes évidents de fluxion sanguine, de congestion active et quelquefois passive ; période tétanique de l'épilepsie.

L'hémorrhagie cérébrale, le ramolissement, l'embolie ou l'obliteration subite des artères principales de la base du cerveau produisent des troubles fonctionnels bien tranchés. M. Trousseau a bien voulu reconnaitre qu'il s'était servi à tort du mot apoplexie pour désigner les lésions. Il a substitué le mot hémiplégie au mot apoplexie. Le mot hémiplégie ne saurait s'appliquer à tous les symptômes déterminés par les trois états morbides. D'ailleurs, ce n'était pas seulement une question de mot mais bien une question de doctrine qu'il fallait débattre.

Après avoir accusé les médecins en général d'avoir diagostiqué une congestion cérébrale apoplectiforme légère dans les cas où il s'agit d'épilepsie sans convulsions (petit-mal) le professeur Trousseau leur fait encore des reproches bien plus graves : suivant lui des médecins auraient attribué à cette même congestion cérébrale : la migraine, le simple mal de tête, la stupeur de la dothinenterie, du typhus, de la pneumonie, de la peste, de la variole, de la scarlatine ; le délire de la pneumonie, de l'hysterie, de la danse de Saint-Guy, de l'érysipèle, le sommeil. la somnolence, les rèvasseries; la stupeur produite par l'opium, les solanées vireuses, les colchicacées, les renonculacées, la digitale, l'acide cyanhydrique, les venins, les poisons animaux, soit formés de toutes pièces, dans l'économie vivante, pendant le cours des maladies septiques, soit venant du dehors etc., etc.

Quel assemblage, comment formuler contre l'époque médicale actuelle une telle accusation! Qui a jamais confondu des maladies si disparates et les a jamais accouplées pour les faire dériver d'un même état pathologique. C'est à tort que notre collègue donne le nom de phénomènes apoplectiques à des phénomènes transitoires dont le principal est une perte subite, de connaissance.

Enfin la définition de l'apoplexie telle que la donne Boerhâve n'a jamais donné à cette maladie des phénomènes caractéristiques *transitoires :* Apoplexia dicitur adesse, quando repente actio quinque sensuum externorum, tum internorum omnes que motus volontarie abolentur, superstite pulsu plerum que forti, et respiratione difficili, magna, stertente, una cum imagine profondi perpetui que somni.

CHAPITRE IV

De l'hydropisie des ventricules cérébraux chez les tuberculeux.

Nous avons exposé nos pensées concernant la tuberculisation. Un malade qui a succombé salle Saint-Jean-de-Dieu, n° 6, à la suite d'une méningite tuberculeuse, nous a donné une première occasion de développer ce sujet.

Voici un fait plus concluant et plus digne d'intérêt.

Il vient de mourir (janvier 1862, à la Charité), salle Sainte-Madelaine, n° 17, une jeune femme de dix-neuf ans, blanchisseuse, née à Vaugirard.

Cette malade vient de succomber en vingt jours, et quand elle est entrée à l'hôpital, les symptômes de tuberculisation cérébrale étaient nuls, et ceux de la tuberculisation pulmonaire méconnaissables encore.

En effet, libre de toute influence héréditaire, elle a signalé seulement dans ses antécédents une certaine facilité à s'enrhumer. En décembre 1860, elle eut une bronchite qui fut accompagnée de douleurs dans les côtés, sans pleurésie, mais avec crachats mêlés de sang.

Il y a trois mois, elle accoucha heureusement; mais depuis cette époque, et à partir de la fièvre de lait, elle est constamment tourmentée par des ardeurs brûlantes continuelles, qui s'exagèrent le soir et s'accompagnent d'une accélération notable du pouls.

Puis elle tousse un peu, d'une toux sèche d'abord, et plus tard avec expectoration de mucosités opaques; bientôt elle perd l'appétit et le sommeil; elle s'épuise en sueurs profuses; enfin elle entre ici le 28 septembre.

Voici son état :

Son embonpoint, bien que naturel en apparence, est bien diminué, suivant elle; le visage est coloré comme dans les maladies aiguës fébriles; sa peau est chaude et moite; elle souffre du côté gauche de la poitrine. Une toux violente continuelle lui donne des secousses qui se traduisent en barres douloureuses au niveau des insertions diaphrágmatiques. La respiration est fréquente et pénible, l'expectoration abondante.

A la percussion, sonorité normale de tous côtés. A l'auscultation, rhonchus sous-crépitants, moyens, généralisés. La langue est rouge sur les bords, blanchâtre à son milieu; la soif vive, la faim nulle; douleur épigastrique vive; pas de vomissements ni de troubles intestinaux.

Le pouls est mou, dépressible, et s'élève à 100-104. Les vaisseaux du cou sont légèrement soufflants.

La malade se plaint de la tête, mais modérément, comme dans le cours de tout accès fébrile de moyenne intensité; elle dort peu et rêve beaucoup; ses sens jouissent d'une intégrité absolue. La sensibilité générale de la peau est normale; les muscles sont faibles, mais dans un état de vigueur proportionné aux troubles de la santé générale. La menstruation ne s'est pas rétablie depuis les dernières couches. — Deux pots de tisane de gomme sucrée, julep béchique dans la journée, pilule d'extrait thébaïque de 0,05 le soir; vésicatoire volant camphré entre les deux épaules, diamètre de 0,10.

Le 3, même état; albuminurie cantharidienne, dysurie, cystite.

Du 1er au 13 octobre tous les symptômes vont en s'amendant; chaque jour la dyspnée, la toux, la fièvre, l'inappétence, diminuent progressivement, et tout paraît amélioré, quand *le 13 octobre éclatent des phénomènes cérébraux.*

A la visite du matin, on nous rapporte que pendant la nuit la malade a gémi, poussé des cris aigus *en se plaignant de la tête;* elle s'agitait en tous sens; il fallut l'attacher dans son lit; en même temps vomissements répétés, incoercibles.

Dans la matinée du 13, elle offre le tableau suivant: Les traits du visage sont grippés et expriment la douleur; le teint passe successivement de la couleur écarlate à la pâleur mate; le front plissé et tiré vers le sommet de la tête, comme les traits du visage, offre une chaleur brûlante; les yeux vacillent en tous sens dans les orbites; les pupilles se dilatent et se resserrent alternativement sous l'intervention de la lumière artificielle, dont les impressions sont douloureuses; la langue tirée hors de la bouche, après des sollicitations multipliées et longtemps infructueuses, est rouge, pointue, tremblante; la bouche se livre à mille contorsions; la mâchoire inférieure est raide, difficile à ouvrir et à fermer; les massétèrs sont durs et tendus; les muscles du cou sont immobiles et durcis; l'agitation musculaire de tous les membres est extrême; la sensibilité de la peau est très-vive; une simple palpation provoque des gémissements; l'intelligence, qui paraît délirante, se prête mal aux réponses: la malade hésite et ne sait que répéter les questions.

La soif est vive, mais la déglutition difficile; les boissons rejetées par les vomissements reviennent mêlées de bile; le ventre est aplati, les selles nulles depuis deux jours.

Le pouls est très-fréquent (130) et cependant régulier; la circulation capillaire active traduit en rougeur les impressions linéaires de l'ongle ou du doigt.

Les symptômes respiratoires sont calmés, la toux est devenue rare comme l'expectoration, les rhoncus ont la même abondance, la suffocation est moindre.

La sueur est nulle et la miction difficile.

Traitement: vésicatoire volant à la nuque, calomel à dose réfractée, glace à sucer, topiques frais au front, sinapismes aux pieds.

Cet état dure jusqu'au 14 au soir. Dès ce moment l'excitation se calme par instants et fait place au repos et même à l'anéantissement des forces. Le coma alterne avec le délire, la résolution avec les convulsions, l'affaissement des traits du visage avec leur contraction, la lenteur relative du pouls avec sa fréquence (de 80 à 120). Ces oppositions de phénomènes se croisent dans la même journée et même d'une heure à l'autre avec une mobilité extrême..

Le 15 au matin, il n'y a plus de traces de délire; il a fait place au coma; l'intelligence est nulle; les pupilles sont immobiles et dilatées comme les paupières; un voile fuligineux s'étend sur les deux cornées; les narines sont pulvérulentes; le visage est baigné de sueur; le bras droit est paralysé: soulevé au-dessus du lit et abandonné à lui-même, il tombe comme une masse inerte; la jambe droite soulevée s'abaisse lentement dès qu'on l'abandonne; la contraction musculaire instinctive s'y exerce encore, ainsi que dans le bras et la jambe du côté opposé. La sensibilité de la peau, hier si vive, est fort émoussée; la langue est noire et croûteuse, les dents couvertes d'enduit; selles et miction involontaires.

Mort le 16 dans la nuit.

Autopsie le 17.

Un trait de scie enlève la calotte crânienne.

La dure-mère est fortement tendue; le cerveau est appliqué très-énergiquement contre cette membrane. Le scalpel pénètre difficilement entre l'organe et son enveloppe.

Les sinus de la dure-mère sont médiocrement remplis, et les espaces sous-arachnoïdiens, qui séparent les circonvolutions de la convexité, ou qui remplissent les anfractuosités de la base, sont à peine remplis de liquide. Ce liquide offre une teinte opaline, celle des produits phlegmasiques.

La crête des hémisphères cérébraux est adhérente dans le point correspondant à la base de la faux du cerveau.

Dans ce point s'observent des corpuscules de Pachioni sans nombre; ils sont mêlés à des granulations fibrineuses.

L'arachnoïde est épaissie, dépolie, moins transparente, et facile à soulever en petits lambeaux triangulaires; la face externe de cette membrane adhère à la séreuse pariétale, mais seulement sur la crête des hémisphères; partout ailleurs l'arachnoïde adhère faiblement, inégalement à la pie-mère.

A la base et autour du pédoncule cérébral gauche, lymphe plastique abondante. disposée en fausse membrane verdâtre, unissant au pédoncule, la base du cerveau et l'hémisphère cérébelleux correspondant. *Aucune granulation tuberculeuse visible en ce point, non plus que dans la scissure de Sylvius.*

La voûte des hémisphères cérébraux est plus condensée qu'à l'état normal, et son épaisseur diminuée.

On a la conscience de ce tassement du cerveau par la *position superficielle des ventricules latéraux.*

Ces ventricules présentent des altérations anatomiques très-remarquables.

A peine la membrane arachnoïdienne est-elle ouverte, qu'il s'écoule une quantité très-abondante de liquide citrin que l'on peut évaluer approximativement *à 120 grammes.*

Largement ouverts, *ces ventricules présentent une dilatation énorme.* Cette dilatation frappe sur les deux ventricules, mais spécialement sur le ventricule latéral gauche, qui présente surtout des dimensions considérables.

Ce ventricule présente une forme curviligne exagérée, dont la concavité embrasse le ventricule droit.

D'ailleurs, les parois de cette cavité sont notablement déprimées ; le corps strié et la couche optique, au lieu d'une convexité, présentent une surface plane. La cloison qui sépare les deux ventricules a complétement disparu; il n'en reste pas le plus petit vestige. Le *septum lucidum* n'a pas laissé de trace, même à son insertion sur la face inférieure du corps calleux.

La membrane arachnoïdienne qui tapisse les deux ventricules est épaissie, on peut l'arracher par lambeaux de quelques millimètres. La face interne de cette membrane donne naissance à une foule de produits pseudo-membraneux, dont l'extrémité libre flotte dans la cavité des ventricules.

Dans les parties déclives, on trouve, quand le liquide s'est écoulé, des flocons de masses fibrineuses qu'un courant d'eau déplace et enlève. Si on lance avec force un jet d'eau, on ne saurait entamer la pulpe cérébrale, qui présente au contraire une induration appréciable au doigt; la paroi ventriculaire est semblable, par cette induration, à la face externe des circonvolutions cérébrales, qu'on a déjà vues notablement indurées. Nulle part on ne trouve de produits tuberculeux ni dans l'épaisseur des parois des ventricules latéraux, ni dans leur cavité ou dans les produits pathologiques dont elle est remplie.

L'incision pratiquée sur les corps striés et les couches optiques ne présente aucun foyer, aucun ramollissement.

Les poumons, du sommet à la base, sont littéralement criblés de granulations tuberculeuses de coloration grise. Elles sont tellement abondantes, qu'il semble difficile d'admettre que la trame pulmonaire puisse en contenir un plus grand nombre. A la surface, on voit une congestion sanguine générale ayant son maximum vers la base et en arrière. A la coupe, il s'écoule une grande quantité de sérosité sanguinolente. Traces d'emphysème vers les bords, logés dans la gouttière costo-diaphragmatique; pas de cavernes; la muqueuse bronchique est rouge et épaissie. Pas de traces de pleurésie.

Rien d'appréciable dans les appareils digestif et circulatoire.

Le système ganglionnaire ne présente en aucun point de transformations tuberculeuses.

Cette observation offre l'un des plus beaux cas d'hydropisie ventriculaire que l'on puisse observer. *Or les observations d'hydropisie des ventricules cérébraux ne sont pas tellement multipliées qu'il soit permis de les négliger lorsqu'elles se présentent.*

Certaines hydropisies du cerveau n'ont pas été considérées au point de vue qui les rend sérieusement utiles : nous voulons parler des hydropisies de forme semi-aiguë, semi-chronique, qui se montrent chez les tuberculeux.

Au premier abord, rien ne semble plus disparate que cette association d'une hydropisie simple des cavités ventriculaires du cerveau et d'une phtisie tuberculeuse des poumons. Après réflexion, au contraire, cette réunion paraît toute naturelle. Peut-être pourrait-on dire au point de vue des diathèses que la cause morbide générale peut se traduire par des lésions variables de caractère; mais ceci supposerait des maladies protéiformes qu'il serait difficile de suivre dans leur évolution. Mais voyons plutôt ce que disent les faits observés directement et sans le concours des hypothèses.

Lorsqu'un malade est pris d'une première hémoptysie, et que les signes stéthoscopiques sont complétement nuls, peut-on dire que l'hémorrhagie est symptômatique de tubercules latents? Aucun clinicien ne saurait soutenir une semblable opinion. L'hémoptysie est le résultat pur et simple d'une congestion pulmonaire. Mais qu'est-ce que cette hémorrhagie? quelle en est la signification, non au présent, mais dans l'avenir? C'est incontestablement l'origine, le point de départ d'une tuberculisation pulmonaire ; c'est la cause, non le résultat, de cette désastreuse lésion. Et en effet, après l'hémoptysie, la fièvre s'établit, une *fièvre organique,* signalant un état morbide *matériel* qui n'existait pas auparavant. Vous examinez la poitrine et graduellement vous reconnaissez la matité du son, la rudesse de la respiration et même le souffle bronchique au niveau des fosses sus-épineuses. Que s'est-il passé ? L'engorgement hémoptoïque (Laënnec) s'est organisé et transformé ; la congestion pulmonaire, en déterminant une vitalité plus grande, a permis l'évolution des lésions tuberculeuses et le dépot de la matière de ce nom ; le tubercule a pris naissance non pas primitivement, nous tenons à établir ce fait, mais consécutivement. Et en effet comment serait-il possible de comprendre la naissance et le développement d'une lésion organique là où il ne se serait pas manifesté antérieurement une plus grande activité circulatoire ?

Que si cette démonstration, si évidente en clinique, ne suffisait pas, il serait bien facile de lui donner la vérité et la valeur d'un axiome en suivant les phases de la maladie. A cette première hémoptysie il en succède une seconde, puis une troisième, et chaque fois vous constatez l'engorgement de plus en plus prononcé des poumons. Les pertes de sang ne sont après tout que le signe matériel d'un travail pulmonaire qui commence par un engouement sanguin, et se termine par un produit plastique, fibrineux et caséeux, le tubercule.

Ainsi, sans hésitation et sans compromis avec les idées généralement acceptées nous considérons la congestion aiguë ou subaiguë des poumons comme l'origine première et radicale de la tuberculisation. C'est dire que l'on peut être hémoptysique sans être encore tuberculeux.

Nous venons de voir la tuberculisation du poumon s'effectuer par une série de *poussées* ayant pour origine une congestion pulmonaire traduite par des hémoptysies. Or ce qui est vrai pour le poumon doit l'être pour les autres organes ; et on ne voit pas pourquoi l'évolution tuberculeuse n'exigerait pas, partout ailleurs le même précédent, la même congestion sanguine, qui, par la suractivité fonctionnelle qu'elle donne aux tissus, leur fournit les matériaux du produit anormal.

Seulement ici il faut faire une remarque capitale ; c'est que tous les organes et tous les tissus ne vont pas répondre à cette provocation congestive de la même manière. Ils la subiront chacun à sa façon, selon son mode de vitalité et de fonctionnement. Les ganglions lymphatiques se chargeront volontiers de matière tuberculeuse ; mais le tissu cellulaire répondra simplement par un phlegmon plus ou moins aigu ou par un abcès froid; et les membranes séreuses par une inflammation pure et simple ou par une hydropisie. Ainsi de la plèvre, où l'on voit une pleurésie ou un simple hydrothorax.

Cependant, comme ces incitations congestives se répètent, il arrive un moment où la matière tuberculeuse finit par se déposer; c'est ainsi que la pleurésie peut devenir réellement tuberculeuse, c'est-à-dire présenter de la matière tuberculeuse à la surface de la séreuse ou dans le tissu cellulaire qui s'est formé dans sa cavité. Mais toujours est-il que pendant longtemps le tuberculeux présentera une ou plusieurs lésions simples, et qui, au premier abord, semblent étrangères à la cause tuberculisante qui domine toute l'économie. Il n'en est rien cependant; rien n'est plus réellement tuberculeux que cette pleurésie, simple en apparence, qui survient chez l'homme qui a eu des hémoptysies; rien n'est plus tuberculeux que cet abcès froid observé chez cet autre malade; en sorte que l'on a pu formuler cette pensée de la manière suivante : un grand nombre de lésions simples qui surviennent chez les phthisiques peuvent être tuberculeuses par leur origine sans être tuberculeuses localement. Le cachet ou l'estampille de la cause n'a pas besoin d'être imprimé partout; il suffit qu'on le trouve dans un point pour qu'on soit en droit de le voir dans d'autres avec les yeux de l'esprit.

Maintenant, il ne faudra pas de longues explications pour faire comprendre la relation bien simple qui existe entre une hydropisie des ventricules cérébraux et une phthisie pulmonaire. C'est la même affection avec les modifications qu'apportent les différents tissus à un *processus* pathologique identique. Il se fait vers la séreuse intra-ventriculaire une congestion sanguine comme celle qui s'est faite dans le poumon et qui a produit les tubercules. Seulement, la séreuse cérébrale ne fait pas, comme le poumon, usage du liquide sanguin qui lui est apporté pour en faire du tubercule; elle l'utilise pour produire en abondance un liquide séreux simple ou séro-fibrineux. Il se fait là une pleurésie ou un hydro-torax des cavités ventriculaires. Maintenant, cherchez du tubercule, vous n'en trouverez pas; il n'y en a pas effectivement. Peut-être ce produit y est-il virtuellement, car il est dans la donnée de la congestion sanguine d'aboutir à ce résultat matériel. Mais enfin, et pour le moment, il n'a pas encore été formé.

Sans aucun doute, on pourrait supposer que, à l'imitation de ce qui se passe dans le poumon, des congestions successives devraient amener l'évolution des tubercules. Oui, très-certainement, il en serait ainsi sans la délicatesse de la trame cérébrale. Si la première hydropisie ne tuait pas le malade, si le cerveau pouvait souffrir et supporter une succession d'*in-*

sultus ou d'assauts morbides, le tubercule finirait par prendre naissance ; mais ce loisir ne lui est pas fait, et le malade succombe avant que l'affection ait pu signer son nom anatomique dans la pulpe cérébrale.

Notre opinion est donc facile à formuler; une hyropisie simple des ventricules cérébraux chez un phthisique est une manifestation sinon tuberculeuse, du moins dérivée de la cause tuberculisante. Si le temps était donné à cette lésion de parcourir ses périodes et de se compléter, elle finirait par prendre localement la livrée de sa cause, en étalant. elle aussi, comme le poumon, des granulations grises demi-transparentes.

En veut-on d'ailleurs une preuve? On peut la trouver dans la méningite tuberculeuse, maladie qui n'est point une méningite, maladie qui, par ses alternatives, ses récidives, se dénonce elle-même comme une simple congestion séro-sanguine. Après plusieurs apparitions, elle cause la mort; mais elle présente, comme dans le cas actuel, une absence si absolue ou une si grande indigence de produits tuberculeux, cachés dans des scissures le long des vaisseaux, que l'on est obligé de se dire que ces produits, si peu nombreux, si inoffensifs, ne sauraient être que la conséquence et non la cause des accidents cérébro-méningiens. Ici nous ne soutenons plus une oinion personnelle; c'est la manière de voir de tous les observateurs indépendants et consciencieux.

Mais maintenant, dira-t-on peut-être, pourquoi cette différence entre l'hydropisie et la méningite tuberculeuse ? La première tue le malade sans lui infliger de tubercules locaux ; la seconde tue après tuberculisation. Cela est vrai ; mais nous répondrons à l'objection par le fait lui-même. Puisque l'hydropisie tue par une seule attaque, c'est parce qu'elle est plus grave, à cause de son siége ou pour toute autre cause ; elle ne cède pas pour revenir, et n'a pas en conséquence, le temps de faire du tubercule. Si la méningite peut disparaître et revenir à plusieurs reprises, c'est qu'elle frappe avec moins de violence et de malignité, en sorte que dans ses retours successifs elle peut apporter graduellement les matériaux de la tuberculisation. Ce sera, si l'on veut, une pétition de principes, mais ce ce sera au moins le fait lui-même, incontestablement évident et vrai.

Et maintenant, qu'on aille demander à l'anatomie pathologique pure, non éclairée par l'intuition de l'esprit, une explication quelconque, elle vous la refusera. L'anatomie pathologique ne se fait facile et accessible que pour l'intelligence qui poursuit ses recherches au delà du fait matériel, et sait, à l'occasion, s'élever par une induction légitime à des principes plus élevés qui contiennent les faits, mais que les faits ne contiennent pas.

CHAPITRE V

De la méningite rhumatismale.

Le 3 janvier 1862 est entré salle Saint-Jean-de-Dieu, un homme âgé de trente-sept ans, menuisier, atteint de douleurs rhumatismales siégeant dans toutes les jointures du côté gauche du corps. C'est la première fois, dit le malade, qu'il est atteint d'affection rhumatismale. Il sait la cause occasionnelle de son affection : il s'est exposé, après un travail forcé qui l'avait baigné de sueur, à un brusque refroidissement. C'est le surlendemain de cet accident que les premiers symptômes de rhumatisme se sont manifestés : toux légère, puis brisure générale des membres, et enfin, le 30 décembre dernier, douleur violente dans l'épaule gauche, le coude, le poignet, la hanche, le genou, les chevilles, le pied et les orteils du même côté. Il n'a pu continuer son travail; les douleurs étaient si violentes qu'il a été se coucher sur un lit de copeaux auprès de son établi de menuisier; elles étaient si franchement, si exclusivement localisées dans le côté gauche, que le médecin, qui le vit rapidement en ville, prononça le mot hémiplégie rhumatismale liée peut-être, disait la lettre de recommandation, à une affection médullaire.

L'état du malade, à son entrée, justifie les détails qu'il donne sur le début de son affection : il est maigre, pâle, brun, il se tient courbé en deux, et offre l'apparence d'un épuisement absolu des forces.

Le côté gauche du corps est presque exclusivement atteint; toutefois le genou gauche est mieux qu'il n'était les jours précédents, et le genou droit, au contraire, s'est entrepris depuis le matin. L'amendement de la douleur dans l'articulation du genou gauche a fait place à une tuméfaction considérable : épanchement de liquide appréciable. Dans le genou droit l'hydrarthrose n'est pas notable.

La réaction fébrile est vive; pouls à 100, 101, plein, résistant; le cœur est normal par son volume, ses battements superficiels et son rhythme régulier; absence de souffle: tout concourt à démontrer l'immunité du cœur. Pas de souffle dans les carotides; chaleur vive de la peau, de 38 à 39°.

Du côté du système nerveux, anxiété vive, insomnie depuis trois jours.

Les autres appareils sont profondément troublés: anorexie, soif vive, langue blanche, selles rares, peau sèche, urines *claires, faiblesse musculaire extrême.*

Transporté en voiture à l'hôpital, il n'a pu arriver aux salles du service qu'avec bien des souffrances.

Traitement, du 4 janvier, le matin ventouses sur les deux genoux et les articulations malades du côté gauche, trois palettes; saignée du bras, trois palettes; diète.

Le 5, diminution des douleurs dans les articulations du côté gauche et dans le genou droit; pas de symptômes réactionels.

Le 6, le côté gauche s'est dégagé complétement, mais le coude, le poignet, le pouce du côté droit, se prennent violemment; mêmes symptômes généraux que le premier jour. — Ventouses sur les jointures droites malades, trois palettes; saignée, trois palettes.

Le 7 au matin, au cœur: frottement large, étendu, superficiel rhytme normal; pouls, 88, 92. Les douleurs articulaires ont beaucoup diminué, mais elles sont toujours un obstacle aux mouvements spontanés. Insomnie, anxiété. — Vésicatoire volant sur la région du cœur.

Le 7 au milieu du jour (midi), pas de réponse aux interpellations, étonnement du regard, intelligence égarée; le pansement est accepté avec indifférence.

A deux heures, on trouve le malade mal couvert, mais il est tranquille encore. Interrogé sur les motifs qui le portent à rejeter les couvertures, il s'élance hors de son lit, libre de toute sensation douloureuse des jointures; il a brusquement retrouvé les mouvements articulaires des bras et des jambes des deux côtés.

Pressé de se recoucher, il résiste aux sollicitations; déposé de force dans son lit, il s'abandonne aux mouvements les plus désordonnés et les plus violents. A grand peine peut-on le retenir et le mettre à l'abri d'une chute imminente. Il crie, menace, supplie.

A trois heures le malade est dans le coma. Sa respiration est lente, ronflante, profonde; râles nombreux dans les poumons, disséminés, couvrant les bruits du cœur, et s'opposant à la recherche du souffle constaté déjà vers la pointe.

A quatre heures, mort.

Autopsie. — A l'ouverture du crâne, écoulement d'une

quantité de sang, qui atteste de la congestion extrême des enveloppes du cerveau; les sinus sont gorgés de sang. La dure-mère adhère intimement à la pie-mère au niveau de la crête des hémisphères cérébraux.

La pie-mère est très injectée et très-résistante; les vaisseaux à sa surface, s'y dessinent en relief. Vers la base des hémisphère cérébraux, on trouve deux points, de la largeur d'une pièce de 50 centimes, qui présentent des traces de lymphe plastique épanchée.

L'arachnoïde n'a pas perdu sa transparence, et la teinte opaline observée au niveau des espaces sous-arachnoïdiens appartient à la sérosité louche qui les remplit.

A l'extérieur, la susbtance cérébrale est légèrement ramollie; lorsqu'on retire brusquement la lame du scalpel, quelques lambeaux de cette substance adhèrent après. Dans quelques points, la teinte de la couche corticale est grise et rosée à la fois.

Les circonvolutions paraissent turgescentes dessinées avec saillie; quelques arborescences de vaisseaux capillaires en sillonnent les contours.

La coupe de la substance blanche offre un sablé très-abondant. A la pression, chaque point du piqueté rouge laisse sourdre une gouttelete de sang. Pas de diminution de consistance. Les corps striés et les couches optiques sont intacts.

Les ventricules latéraux contiennent à peine quelques grammes de sérosité bien transparente.

Les plexus choroïdes sont infiltrés; celui du ventricule gauche offre une série de poches du volume d'une lentille, enfermant la sérosité comme dans une série de kystes disposés en chapelet.

Le cœur n'a pas augmenté de volume; la séreuse du péricarde est d'un rose vif disséminé par bandes transversales.

Absence de tout épanchement séreux et d'exsudation plastique. Toutefois la face postérieure du cœur est récemment adhérente au péricarde.

L'endocarde n'est pas rougi d'un façon appréciable; les valvules ne sont pas altérées. Pas de caillot.

Poumons congestionnés.

Rien de notable dans les autres organes.

Le rhumatisme articulaire aigu, fébrile généralisé; affecte plusieurs formes qu'il serait bon de rappeler ici; mais en présence de cette observation, il nous est impossible de ne pas restreindre nos remarques, et nous devrons nous borner à mettre en oppositions les deux apparences les plus extrêmes sous lesquelles il peut se présenter

Dans l'une de ces formes, le rhumatisme se traduit par des lésions locales complétement inflammatoires et permanentes.

Chacune d'elles, prise isolément constituerait une inflammation digne d'attention. Leur réunion fait du sujet malade, un véritable foyer phlegmasique. Si l'on a recours à un traitement antiphlogistique énergique et rapide dans son action, cette marche continue peut être enrayée ; mais si on néglige ce moyen héroïque, on assiste en spectateur impuissant à l'évolution falale de la maladie.

Mais on peut aussi, malgré l'activité de la téhrapeutique, assister en spectateur impuissant encore à une autre forme que nous avons maintes fois signalée, nous voulons parler de cette forme vague et presque insaisissable dans laquelle le rhumatisme parcourt, sans se fixer, tous les points de l'économie sous la forme névralgique.

Ici les localisations sont plutôt des projets d'inflammation que des inflammations réelles. Le travail congestif commence pour avorter presque aussitôt. Sans être partisan des anciennes dénominations médicales, nous rappellerions volontiers le terme de *délitescence* pour faire entendre que là où nous constatons un commencement évident de travail phlegmasique, là aussi il nous échappe quelques moments après, comme par une résolution absolue. Nous rappellerions aussi le mot *métastase*, qui indique le transport des phénomènes phlegmasiques d'un point sur un autre, et nous ferions comprendre ainsi que le mal se transporte de telle articulation sur telle autre, sans avoir accompli dans la première son évolution totale.

La première forme se compose d'un ensemble d'inflammations articulaires qui semblent avoir élu définitivement domicile dans les articulations qu'elles ont envahies. Le rhumatisme, en effet, accomplit là, sur place, tous les degrés successifs d'une évolution inflammatoire complète, jusqu'à la suppuration, mais dans tous les cas, il s'y immobilise et s'y perpétue sous cette forme que les chirurgiens désignent sous le nom de tumeur blanche, et que depuis longtemps nous avons nommée rhumatisme inamovible. Notez qu'ici nous ne parlons pas de ce rhumatisme qui ne frappe qu'une jointure et que l'on connait sous le nom de rhumatisme mono-articulaire. Nous ne voulons parler que de ces cas malheureusement trop nombreux, faute d'un traitement bien entendu, où cette fixité s'observe dans un certain nombre d'articulations à la fois.

Dans les cas de ce genre, après la période douloureuse et fébrile du rhumatisme, les articulations ne se dégagent pas, elles restent volumineuses et empâtées, leurs mouvements sont bornés et encore un peu douloureux ; enfin, une véritable infirmité succède sans intervalle à la maladie.

En d'autres termes, il se passe ici, par une sorte d'exception pour les articulations, ce qui est normal pour le cœur; en effet, nous avons déjà répété bien souvent que dans les formes ordinaires du rhumatisme, si les manifestations articulaires sont vagues et mobiles, celles du cœur ne le sont jamais; elles ne rétrocèdent que par un traitement énergique, prompt et régulièrement appliqué.

A quelles conditions peut-on rattacher cette modalité particulière du rhumatisme fixe? Il n'est pas impossible de la trouver dans la violence avec laquelle ont agi les causes extérieures, peut-être même dans la persistance ou la continuité de leur action. Que l'impression du froid ait agi d'une manière puissante et prolongée sur les fibro-séreuses articulaires, il est permis de comprendre que l'inflammation y aura été conduite par cette cause à un degré assez avancé pour que toute résolution soit désormais impossible. Le mal n'a rien de mieux à faire, si l'on nous passe le mot, qu'à suivre et à terminer sur place une évolution déjà aussi avancée, et les lésions ainsi crées deviendront comme un moyen de protection ou de sauvegarde pour d'autres organes, qui à la rigueur auraient pu se prendre consécutivement, sous l'influence de la même cause.

Nous ne croyons pas cependant que cette action continuée du froid soit seule capable de déterminer une pareille *fixité*. Sans doute nous établissons formellement en principe qu'une même cause doit agir d'une manière identique sur tous les individus, et réciproquement que tous les individus doivent traduire par des phénomènes identiques l'action de cette même cause. Mais nous faisons cependant la part des dispositions inhérentes à chaque sujet. Tous les êtres ne sont pas constamment dans des conditions identiques sous le point de vue de la force générale, de l'état du système sanguin ou du système nerveux, et dès lors ils doivent apporter des modifications particulières dans les phénomènes par lesquels ils expriment l'action d'une influence pathogénique commune.

Or, dans le cas particulier de rhumatisme fixe qui nous occupe, il nous semble que si la maladie revêt plus exclusivement les caractères d'une inflammation franche et complète dans son évolution, c'est que l'individu avait particulièrement à lui fournir dans les matériaux de son économie les éléments propres à une semblable manifestation, c'est-à-dire les éléments sanguins et plastiques. Il y a plus, une telle apparence ne saurait ne pas être, autrement il n'y aurait pas eu emploi d'une disposition phlegmasique déjà en puissance et peut-être tout près d'éclater spontanément.

La cause extérieure est en quelque sorte venue à propos pour utiliser cette force contenue.

Dans un cas de cette nature (*rhumatisme fixe*), pourquoi la disposition phlegmasique tendrait-elle à se déplacer, à voyager à travers l'économie, avec ce génie de mobilité qui est propre aux cas de rhumatisme vulgaire? Il lui est plus facile, en quelque sorte de vivre et de s'épuiser dans un certain nombre de foyers déjà établis, que d'accomplir son évolution en cherchant d'autres localisations dans des points sains, et par cela même disposés à résister au travail phlegmasique.

Nous ne faisons pas ici d'ailleurs une supposition gratuite, car l'observation nous apprend que ce rhumatisme fixe se manifeste plus particulièrement chez les pléthoriques, chez les individus dont la nature essentiellement plastique offre aux inflammations tous les éléments propres à un développement entier.

Maintenant, et toujours dans le même esprit, mettons en opposition le malade qui fait l'objet de cette observation, chez lequel le système nerveux jouait un rôle dominant, et voyons ce qui a dû arriver.

Assurément l'inflammation a commencé à se développer; mais à côté d'elle et dans un rang plus élevé le système nerveux témoignait qu'il avait été aussi profondément atteint par la cause morbide. La douleur s'est éveillée, s'est étendue, propagée, par voie de continuité ou de sympathie, à toutes les ramifications du système nerveux. Alors on a pu voir le malade pauvre en éléments plastiques et en inflammations localisées montrer toute la richesse et toute la prédominance de son système nerveux par des retentissements douloureux dans tous les points de l'économie.

Par suite, dans le cas actuel et dans tous ceux qui lui ressemblent, on voit, et celà bien indépendamment de la cause première, ce système nerveux fonctionner anormalement à sa manière, c'est-à-dire que ses actes morbides sont *des névralgies, des spasmes vagues, intermittents ou rémittents, sans apparence visible de lésions anatomiques* là où elles se produisent.

En un mot, la cause rhumatismale et le rhumatisme auront été la détente de cette suractivité fonctionnelle du système nerveux, qui ne demandait en effet que cette occasion pour se manifester.

Au milieu de cet orage d'innervation exagérée, il reste à peine assez de forces au système circulatoire pour exprimer des lésions inflammatoires. Et en effet, c'est à un degré très-peu avancé que se produisent les lésions organiques des articulations dans cette forme de rhumatisme névralgique.

Nous ne sommes plus au temps où l'on croyait aux sympathies pures entre les diverses portions du système nerveux ; nous pensons que cet ébranlement de ce système se transmet par voie de continuité et à l'aide des nerfs, jusqu'au centre cérébro rachidien ; la pulpe des nerfs, leur névrilème lui-même, s'enflamment sans doute comme les fibro-séreuses articulaires du voisinage, et, semblables à des fils conducteurs, transmettent leurs propres désordres aux organes centraux, dans lesquels cette lésion doit particulièrement produire ses manifestations et exercer ses ravages.

C'est alors que l'on voit éclater les accidents de la méningite rhumatismale ; ils dominent bientôt tous les phénomènes qui se passent du côté des articulations ; et en raison de la délicatesse particulière du système nerveux central, on ne saurait s'étonner s'ils amènent une mort rapide et presque certaine.

A la vérité, comme on le voit dans l'autopsie qui précède, les lésions méningiennes ou cérébrales sont peu accentuées ; quelquefois même il n'y a pas de lésions apparentes ; mais on ne saurait contester leur existence ; elles se sont bornées à un état pur et simple de congestion, qui a nécessairement diminué ou même complétement disparu dans le délai de vingt-quatre heures au moins qui s'écoule entre le moment de la mort et celui de l'autopsie.

Les exemples de l'érythème de l'érysypèle, les rougeurs dermiques de nature quelconque disparaissent après la mort, seraient là au besoin pour justifier ce que nous avançons ; mais nous nous tenons pour démonstration encore plus certaine les symptômes mêmes observés pendant la vie ; nous n'avons jamais vu le délire, les convulsions et les autres accidents relatés dans notre observation, ni la persistance de ces symptômes se manifester sans qu'il y eut une méningite ou une méningo-encéphalite bien évidente. Pourquoi en serait-il autrement dans le rhumatisme cérébral ? D'ailleurs il y aurait une contradiction manifeste à prétendre que les accidents cérébraux seraient une névrose, lorsque les accidents articulaires sont manifestement inflammatoires.

Coulommiers. — Imprimerie de A. MOUSSIN.

www.ingramcontent.com/pod-product-compliance
Lightning Source LLC
LaVergne TN
LVHW021526140926
848035LV00047B/1219
* 9 7 8 2 0 1 4 1 1 5 3 3 8 *